よくある不安や疑問に応える

妊娠・授乳と薬の ガイドブック

編集

愛知県薬剤師会
妊婦・授乳婦医薬品適正使用推進研究班

じほう

はじめに

　妊娠中・授乳中の女性にも，しばしば薬剤治療が必要な状況は起こります。処方する場合の情報源として，医薬品添付文書は，基本的に参照すべき情報です。しかし，この記載に従えば，ほとんどの薬剤は妊娠中・授乳中の女性に使用することができません。この古くて新しい課題に対し，愛知県薬剤師会では，実態把握のための調査研究事業，「『妊娠・授乳と薬』対応基本手引き」の作成，そして「妊娠・授乳サポート薬剤師」養成講座などの実践的な活動を通して検討を重ねてまいりました。

　妊娠中・授乳中の女性の薬剤治療で大切なことは，「妊娠・授乳中の女性」と「胎児・乳児」双方の健康の確保です。胎児・乳児の安全のみを優先し，妊娠・授乳中の女性の健康を犠牲にすることは，結果として胎児・乳児の健康をも害するリスクがあります。例えば，母体のうつ病などの精神疾患や慢性疾患に必要な薬剤は，服用を止めたときの母体の健康状態の悪化が及ぼす胎児・乳児への影響も考慮すべきでしょう。胎児の順調な発育のためにも，母体疾患の良好なコントロールが欠かせません。

　ほとんどの薬剤は母乳中に分泌されます。しかし，その濃度は乳児にとって安全な範囲内である場合も少なくありません。考慮すべきは「薬剤が母乳中に移行するかどうか」ではなく，「母体や乳児に有害な作用が生じるかどうか」です。実際に，乳児に有害事象が生じた報告はわずかです。一方，母乳を止めた場合には，乳腺炎の発症など有害事象は多数認められます。ミルクは人工物であり，調乳過程，成分の安全性については薬剤と同様に検証が必要です。少しの薬剤が含まれていたとしても，母乳の有用性は人工乳よりもはるかに勝ります。薬剤を使用しないことで母体の健康が維持できなければ，適切な育児が提供できず，乳児の健康が脅かされる可能性もあります。授乳中の女性に薬剤投与のみの理由で，母乳の中止を助言することは極力避けるべきです。

　本書の作成に当たっては，「『妊娠・授乳と薬』対応基本手引き」をベー

スとし，最新の薬剤情報や事例を豊富に盛り込みました。薬剤師をはじめとするすべての保健医療関係者が，個々のニーズに合わせた最適な治療法を選択するために，本書を役立てていただくことを望みます。

愛知県薬剤師会 妊婦・授乳婦医薬品適正使用推進研究班 班長
あいち小児保健医療総合センター 副センター長・保健センター長

山崎 嘉久

発刊にあたって —— これまでの歩み

　調剤・一般用医薬品の販売のいずれにおいても，薬剤師の使命は医薬品の供給であり，その供給に際しては，職能を発揮して，その医薬品の適正使用と副作用の防止に努めることは，論をまたないところである。このような日々の業務で遭遇する患者情報のなかで「妊娠と授乳」は，プリミティブかつ重要な事項と思われる。

　「愛知県薬剤師会 妊婦・授乳婦医薬品適正使用推進研究班」は，平成18年から20年度の3年間実施された「妊婦・授乳婦の医薬品適正使用ネットワーク構築に関する研究事業」(財団法人日本公衆衛生協会，愛知県健康福祉部健康担当局)から始まっている。当事業では，①妊婦・授乳婦における薬剤使用の不安，②産婦人科医師及び小児科医師への妊婦・授乳婦への薬剤投与，③病院および保険薬局における医薬品情報入手状況の実態調査，④「妊娠・授乳と薬」対応の基本手引書と「妊娠・授乳と薬相談Q&A集」の作成発行が行われ，研究班の活動が一定程度の成果を得たものと思われた。

　しかし，当時は，医薬品の胎児・乳児への影響については，必ずしも十分な情報がなく，また相談体制も十分整備されていない状況にあり，研究事業終了後，約1年間の準備期間を経て，平成22年度から25年度まで，愛知県の委託事業である「愛知県地域医療再生調査研究事業(在宅薬剤指導)」の一環として，「妊婦・授乳婦の医薬品適正使用推進に関する調査・研究事業」を実施することとなった。本事業に際しては，先の研究班から引き続き，小児科医師，産婦人科医師，薬剤師の協力を得て，妊娠・授乳中の女性の疑問や質問にきちんと向き合い，適切な情報源を利用して，的確な判断をし，かつ有効なコミュニケーションスキルをもった薬剤師の育成を目指し，「妊娠・授乳サポート薬剤師養成講座」を開設した。さらに，平成26年度からは，委託事業終了後も愛知県薬剤師会独自事業として，愛知県以外の薬剤師にも研修門戸を開放し，毎年50名の

受講生受け入れを継続している。

　現在，「妊娠・授乳サポート薬剤師養成講座」を終了した薬剤師は390名ほどに達し，妊婦・授乳婦の不安に対応し，適切な薬剤使用による妊娠・授乳継続へのアドバイスを行っている。

　本書は，これら12年間に及ぶ研究の成果や，研修中に得られた現場の声を反映し，まとめたものとなっており，現場の薬剤師の業務や薬学教育のテキストの必携書として，大いに利活用されることを願っている。

　末筆ではあるが，本書の編纂に格別のご協力をいただいた執筆・研究班員の各位に深甚の謝意を表すとともに，本書の出版にご協力をいただいた(株)じほうに心より感謝申し上げる。

愛知県薬剤師会 会長

岩月 進

執筆者一覧（50音順）

▶ **愛知県薬剤師会 妊婦・授乳婦医薬品適正使用推進研究班**

- 大津 史子（名城大学薬学部 医薬品情報学研究室 教授）
- 酒井 隆全（名城大学薬学部 医薬品情報学研究室 助教）
- 杉浦 尚子（中北薬品株式会社 薬事管理部）
- 瀬尾 智子（緑の森こどもクリニック 院長）
- 竹林 まゆみ（愛知県薬剤師会 薬事情報センター）
- 種村 光代（産科婦人科 種村ウィメンズクリニック 院長）
- 水野 恵司（名古屋第一赤十字病院 薬剤部）
- 山崎 嘉久（あいち小児保健医療総合センター 副センター長・保健センター長）

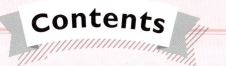

第1部 妊娠と薬

・第1章 妊娠と薬の基礎知識・
1. 妊娠周期と胎児への薬の影響 …………………………………… 4
2. 妊娠中の薬物療法に関する情報源 ……………………………… 15

・第2章 代表的な薬の安全性と妊婦への対応・
1. 解熱消炎鎮痛薬 …………………………………………………… 28
2. 抗生物質，鎮咳薬 ………………………………………………… 34
3. 抗ウイルス薬 ……………………………………………………… 42
4. 抗アレルギー薬 …………………………………………………… 50
5. 喘息治療薬 ………………………………………………………… 60
6. 消化器官用薬 ……………………………………………………… 72
7. 抗うつ薬 …………………………………………………………… 82
8. 睡眠薬 ……………………………………………………………… 91
9. ステロイド外用剤 ………………………………………………… 98
10. 飲酒・喫煙 ……………………………………………………… 104
11. ワクチン ………………………………………………………… 109

・第3章 妊娠と薬の相談 Q&A・
紙面の都合により，目次ではQの内容を一部省略して記載しています。

● 解熱鎮痛薬
- Q 38.9℃の熱が出ましたが，市販の坐薬を使ってもよいでしょうか？ …… 119
- Q 歯痛・頭痛で，市販のバファリンを飲んでも心配ないでしょうか？ …… 120
- Q 妊娠反応(＋)と出ました．3週間前に飲んだ歯科の痛み止めの影響は？ …… 120

● 風邪薬
- Q 風邪でPL配合顆粒を3回飲みました．胎児への影響は？ …………… 122

- うがい薬
  - Ⓠ イソジンでうがい・のどスプレーをしましたが，胎児への影響は？ ····· 122
- 予防接種（インフルエンザ）
  - Ⓠ 予防接種を受けたいのですが，胎児への影響が心配です。 ·············· 123
- 抗ウイルス薬（インフルエンザ）
  - Ⓠ タミフルが処方されたのですが，内服してもよいでしょうか？ ········· 123
- 抗アレルギー薬（花粉症の薬）
  - Ⓠ 花粉症で，市販の点鼻剤（抗アレルギー薬）を使ってもよいでしょうか？ ··· 124
- 酔い止め薬
  - Ⓠ 6日前に酔い止めの薬を飲みましたが，心配ないでしょうか？ ········· 125
- 睡眠薬
  - Ⓠ 眠れないので，眠剤を飲んでもよいでしょうか？ ····················· 125
- サプリメント，医薬部外品など
  - Ⓠ 栄養ドリンクを飲んでもよいでしょうか？ ···························· 126
  - Ⓠ 葉酸をサプリメントで摂っています。いつまで摂る必要がありますか？ ··· 127
- 喫煙
  - Ⓠ タバコがやめられません。1日に10本程度吸ってしまいます。 ········ 128

🤱 第2部 授乳と薬

・第4章　授乳と薬の基礎知識・

1️⃣ 母乳分泌の仕組みと母乳育児のメリット ···························· 132
2️⃣ 授乳による乳児への薬の移行 ···································· 138
3️⃣ 授乳中の薬物療法に関する相談に応じる際の心構え ················· 146
4️⃣ 授乳中の薬物療法に関する情報源 ································ 148

・第5章　代表的な薬の安全性と授乳婦への対応・

1️⃣ 解熱消炎鎮痛薬 ·· 155
2️⃣ 抗生物質，鎮咳薬 ·· 160

3 抗ウイルス薬 ･･････････････････････････････････････ 169

4 抗アレルギー薬 ･･････････････････････････････････ 178

5 喘息治療薬 ･･･････････････････････････････････････ 188

6 消化器官用薬 ･････････････････････････････････････ 198

7 抗うつ薬 ･･･ 207

8 睡眠薬 ･･･ 216

9 ステロイド外用剤 ･･･････････････････････････････ 222

10 飲酒・喫煙 ･･･････････････････････････････････････ 228

● 第6章　授乳と薬の相談 Q&A ●

紙面の都合により，目次では**Q**の内容を一部省略して記載しています。

● **解熱鎮痛薬**
　Q 風邪でバファリンを飲みたい。どれくらい空ければ授乳できますか？ ･･･ 235

● **局所麻酔薬**
　Q 歯科治療で麻酔を使っても大丈夫でしょうか？ ･････････････････････ 236

● **風邪薬**
　Q 風邪，咳と吐き気で風邪薬が処方されました。授乳への影響は？ ･･････ 236
　Q 風邪で内科から内服薬が処方されました。授乳への影響は？ ･･･････････ 237

● **予防接種（麻疹・風疹）**
　Q 麻疹・風疹の予防接種を受けたのですが，授乳してよいでしょうか？ ･･･ 238

● **予防接種（インフルエンザ）**
　Q インフルエンザの予防接種をしましたが，授乳への影響が心配です。 ･･･ 238

● **抗ウイルス薬（インフルエンザ）**
　Q リレンザ・タミフルを使ったのですが，授乳への影響は？ ･････････････ 239

● **抗アレルギー薬（花粉症の薬）**
　Q アレルギー性鼻炎で，薬を飲んでいます。授乳してよいでしょうか？ ･･･ 240
　Q 花粉症で予防的治療（皮内注射）をしたら，乳児に移行しますか？ ･･････ 241

● **抗アレルギー薬（皮膚炎の薬）**
　Q アトピーの症状が悪化しました。薬を飲むなら断乳が必要ですか？ ･････ 241

● **睡眠薬・抗不安薬**
　Q デパスを飲んだら，次の授乳までどれくらい空けるとよいですか？ ･････ 242

● **抗菌薬**
　Q 乳腺炎の薬が処方されたのですが，授乳しても大丈夫でしょうか？ ･････ 242

- 胃腸薬・止瀉薬
  - Ｑ 胃が痛いので市販薬を飲んでよいでしょうか？ ･････････････････････ 243
  - Ｑ 下痢をしましたが，ビオフェルミンを内服してもよいでしょうか？ ･････ 244
  - Ｑ 正露丸・百草丸を１回内服しましたが，問題ないでしょうか？ ･･･････ 244
- 便秘薬
  - Ｑ 便秘でラキソベロンを４，５滴使っています。子どもへの影響は？ ･････ 245
- 子宮収縮薬
  - Ｑ 子宮収縮薬を１週間服用しましたが授乳してよいのでしょうか？ ･･････ 245
- 肝機能改善薬
  - Ｑ 胆石症でウルソ顆粒が処方されました。授乳への影響は？ ･････････ 246
- 消化管造影剤
  - Ｑ 胃がん検診でバリウムを飲むのですが，授乳への影響は？ ･････････ 246
- 外用剤
  - Ｑ 緑内障で目薬を使っていますが，授乳してよいのでしょうか？ ･･･････ 246
- 喫煙
  - Ｑ ストレスでタバコを吸ってしまいます。子どもへの影響が心配です。 ･･･ 247
- 飲酒
  - Ｑ 眠れないストレスで夕食に缶ビールを１～２本飲んでしまいます。 ･････ 248

索引 ･･･ 249

第1部

妊娠と薬

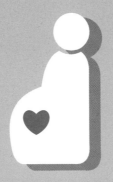

第1章

妊娠と薬の
基礎知識

Contents

1 妊娠周期と胎児への薬の影響 —————— 4
2 妊娠中の薬物療法に関する情報源 ————— 15

第1章 妊娠と薬の基礎知識

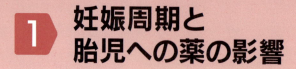

1 妊娠周期と胎児への薬の影響

妊娠時期（妊娠周期）の数え方[1-2]

　一般的に，妊娠時期は，最終月経の開始日を0週0日として数える。通常排卵は月経開始日から14日目前後であるから，分娩予定日は40週0日，すなわち受精成立から280日－14日＝266日目になる。ただし，これはあくまで目安であり，「現在，妊娠○週目」と断定することはできない。月経が予定日より遅れて妊娠に気づくことが多いが，このときはすでに2カ月に入っていることになる。また，最近の市販の妊娠反応検査キットの感度はよく，妊娠3週くらいから反応する場合もある。慢性疾患をもち，もし，催奇形性が明らかな薬や妊娠中に禁忌とされている薬を服用している患者で妊娠を望む場合は，危険性の少ない薬を選択するなどの計画妊娠が必要になる。

胎児への薬の影響

　胎児への薬の影響を考える場合，妊娠時期とその対象となる疾患，服用した薬自体の特徴を考えることが必要である。

1 妊娠周期[2-8]

　表1に妊娠周期の目安と胎児および母体の変化および考えられる薬の影響を記載した。

① 妊娠1カ月前後

　最終月経の初日から14日前後で排卵が起こるが，このとき受精すると，受

表1 妊娠周期と胎児・母体の変化および考えられる薬の影響

妊娠周期（月）	妊娠週数（週目）	胎児の変化	母体の変化		薬の影響
1カ月	0		最終生理開始日	無影響期	妊娠は成立していないので，問題なし
	1				
	2	受精成立 受精卵は分裂を開始し，子宮へ移動開始	排卵日 （卵子の生存期間24時間）		All or Noneの法則により，妊娠がそのまま継続すればほとんど問題はない
		着床	妊娠成立		
	3	中枢神経形成開始 心臓形成開始			
2カ月	4	眼形成開始	本来なら生理予定日。妊娠検査薬で陽性が出る	絶対過敏期	催奇形性が問題となる最も重要な時期
		耳形成開始 上肢下肢形成開始 後半から超音波で胎嚢を確認できる			
	5	唇形成開始 後半から，心拍が確認できる			
	6	歯・口蓋形成開始			
	7	外陰部形成開始 ～10週ぐらいまで			
3カ月	8	人の形をし始める →胎児と呼ぶ	つわりの強い時期	相対過敏期	奇形などに関しては，特に性への分化や口蓋への影響が心配される
	9				
	10	妊娠8～11週は胎児の個体差が少ない。CRL（赤ちゃんの頭からお尻までの長さ）から出産予定日を計算することができる			
	11				
4カ月	12～15	器官の形成はほぼ終了する			
5～10カ月	16～40	どんどん成長する	比較的安定している	潜在過敏期	胎児毒性，分娩への影響が問題
		出産予定日			
—	41				予定日超過

第1部

妊娠と薬

第1章　妊娠と薬の基礎知識

精卵は，分裂を開始しながら子宮へと移動し，着床する。着床することで，妊娠が成立したことになる。この時期，つまり，受精から2週間(妊娠4週目の中頃)ぐらいまでは，All or Noneの法則が働く時期といわれている。受精卵は分裂を繰り返しているため，この時期に薬を服用して，万が一大きな影響が受精卵に与えられたとしたら，受精卵は死んでしまう(All)ので，妊娠とは気づかずに過ぎてしまう。もし，小さな影響が与えられたとしたら，他の細胞が代償し，まったく影響のない(None)普通の発育ができるとされている。したがって，受精から2週目までに薬を服用したとしても影響はないと考えられる。

② 妊娠2カ月前後

　この2カ月の時期を絶対過敏期と呼ぶ。表1に記載したように，胎芽からさまざまな器官が作られ，胎児となる。したがって，最も影響を受けやすい時期といえる。一般的に月経予定日に月経が来ないことに気づき，この時期に産婦人科を受診する場合が多い。実は，妊娠に気づいた頃には，最も過敏な時期に入っている。

③ 妊娠3カ月から4カ月前後

　妊娠3カ月に入ると，器官は完成してくるが，外性器の分化や口蓋が完成する時期でもある。妊娠4カ月に入ると男女の区別が可能になる。したがって，絶対過敏期よりは，危険性は低くなるので相対過敏期という。

④ 妊娠5カ月から分娩まで

　この時期は，ほぼ器官の形成は終了しているためほとんど奇形はみられない。しかし，ワルファリンカリウム，ACE阻害薬，プロスタグランジン製剤で形態的異常を起こすことがある。この時期に特に問題となるのは，胎児毒性である。胎児の発育が低下したり，羊水が減少したり，胎児死亡が起こることがある。分娩直前では，非ステロイド性消炎鎮痛薬(NSAIDs)の投与で胎児の動脈管収縮などを起こすことがある。また，抗精神病薬や抗てんかん

薬を母親が服用していたことにより，新生児に離脱症候群がみられることがある。

❷ 疾患のコントロール[2, 7, 8]

　慢性疾患では，疾患のコントロールをきっちりすることが大切である。疾患自体のコントロール不足により，胎児に大きな影響を及ぼすことがある。したがって，妊娠を望む場合は，医療従事者とよく相談し，計画妊娠を考慮することが重要である。

　もし，薬を服用していて妊娠に気づいた場合，まず，主治医を受診する。例えば，糖尿病では，妊娠初期の母体の高血糖は，胎児に心形態異常の発生頻度を増加させる。妊娠後期の高血糖は，巨大児出産の危険性を高める。また，貧血や，ネフローゼ症候群で低蛋白血症となると，胎児の発育不全を引き起こす。妊娠高血圧症候群が起これば，胎児の発育遅延が起こる。喘息のコントロール不足で，流産や早産，発育遅延，胎児ジストレスなどが多くなることも知られている。血圧コントロール不良による過度の血圧低下によっても胎児ジストレスの心配がある。

❸ 薬自体の特徴[1]
① 胎盤移行性

　薬はいったん母体血中に取り込まれてから，胎盤を通過して胎児に影響する。一般的に母体に投与された薬は，水や電解質の交換と同じ浸透圧方式により，濃度勾配にしたがって拡散し胎盤を通過していく。なかには，ビタミンやアミノ酸，鉄分などのようにレセプター方式で通過するものや高分子蛋白や免疫物質のように，ポンプ方式で通過するものもある。また，どんな薬であっても母体血中の濃度が上昇すれば，胎盤を通過し，胎児に対する影響が大きくなる。胎盤を通過する物質には表2のような特徴がある。

　そのほか，妊娠が進行すると胎児血液と母体血液の境界の表面積が増し，薬が胎盤を通過しやすくなるので注意が必要である。また，妊娠高血圧症候群や糖尿病では胎盤の機能低下が起こることで，薬が通過しやすくなる。

第1部　妊娠と薬

第1章　妊娠と薬の基礎知識

表2　胎盤移行性に関わる因子

分子量の大小	300〜600以下は容易に通過し，1,000以上は通過しにくい。
脂溶性	一般的に脂溶性が高いものが通過しやすい。生体膜は小孔をもった脂肪層からなるため，非常に小さい分子量の分子は脂溶性でなくても通過することができるが，600以上の分子量の薬は，脂溶性の程度によって通過量が決定される。ただし，母体のリポ蛋白の量によっても変動する。
イオン化の程度	脂溶性の高い分子型が胎盤を通過する。したがって，イオン化しない非解離性物質ほど通過しやすく，イオン化する解離性物質は母児間の血液pH差によって通過しやすさが決定する。イオン化の程度は，薬物のpKaを確認する。pKaは，薬物のイオン型と分子型の割合が等しくなるpHをいう。母体血のpHは約7.4とされており，弱塩基性薬物であればpKaが7.4より小さい薬物は母体血（pH7.4）において，胎盤に移行しやすい分子型の比率が高い。弱酸性薬物であれば反対で，pKaが7.4より大きい薬物は，母体血において胎盤に移行しやすい分子型の比率が高くなる。
蛋白結合率	血漿蛋白質との結合率が高いほど通過しにくい。
濃度勾配	母体血中の薬物濃度が非常に高ければ通過する。
トランスポーター	P糖蛋白が脂溶性物質の輸送を抑制していることがわかってきている。
胎盤の状態	妊娠が進行すると胎児血液と母体血液の境界の表面積が増し，通過しやすくなる。また，妊娠高血圧症候群や糖尿病では，胎盤の機能低下が起こり，通過しやすくなる。

2 投与経路

　一般に静脈内投与＞経口投与＞局所投与の順に血中濃度が高くなる。したがって，胎児への影響が少ない剤形が利用できる場合は，第一選択になる。例えば，気管支喘息に対する吸入剤，腟炎に対する腟剤，そのほかに点眼剤や軟膏剤も利用しやすい。また，妊娠中に麻酔を必要とする場合もできるだけ局所麻酔を用いる。

　ただし，外用剤でも，例えば，女性ホルモン製剤，性腺刺激ホルモン放出ホルモン（GnRH）アナログ製剤などは注意が必要であることはいうまでもない。また，NSAIDs の貼付剤では，妊娠後期の腰痛などに複数枚数を連用することで経口剤と同様に胎児の動脈管閉鎖や羊水減少を起こす可能性があるので十分な指導が必要となる。

④ 妊娠中の生理学的変化による影響[4, 7, 8]

　妊娠中は，胎盤からのエストロゲンとプロゲステロンの分泌によって，生

理学的変化が起きる。この生理学的変化によって，薬物の体内動態が変化し，薬効や副作用の発現が，通常と異なることがある。

　血中プロゲステロン濃度の上昇は，消化管運動を低下させ，胃内容排泄速度が30〜50%延長する。腸のぜん動運動も低下するため，薬物の吸収が遅れ，薬効発現の遅延を引き起こすことがある。胃内のpHを上昇させることにより，薬物の溶解が影響を受けることがある。循環血漿量も増加し，血漿容積は約50%程度増加するため，組織間液が著明に貯留する。これは，水分量が4〜6Lも増加することになるため，薬物血中濃度は低下する。血漿量が増加するが，アルブミン量は増加しないため，血漿蛋白濃度が低下し，薬物の遊離型分率が増加する。特に，抗けいれん薬のフェニトイン，カルバマゼピン，バルプロ酸ナトリウムでは妊娠後期になると蛋白結合率が低下することが知られている。

　薬物代謝酵素活性も妊娠によって影響を受ける。活性が低下して血中半減期が延長したり，副作用が出やすくなったりするものとしては，CYP1A2 が知られている。一方，排泄では，血漿容積と心拍出の増大に伴い腎血漿流量は約25〜50%増大し，これに伴い糸球体ろ過率（GFR）は妊娠初期から40〜50%増大するため，腎排泄を受ける薬物の消失が促進され，血中濃度が低下する。

5 遺伝

　抗てんかん薬と胎児異常の関連は深いことが知られているが，抗てんかん薬を服用していなくても，てんかんをもつ妊娠中の女性から出生した新生児では先天異常がみられる頻度が高いことが知られており，遺伝的要因が考えられている。

6 ベースラインリスク

　妊娠に対する薬の影響を考える場合は，まず**ベースラインリスク**について理解しておきたい。先天異常は，小さな異常も含めてすべての出産に対して3〜5%の頻度で発生するといわれている[9]。このリスクが**ベースラインリス**

第1章　妊娠と薬の基礎知識

クと呼ばれる。

　先天異常の多くは原因不明，あるいはさまざまな原因が複合して生じると考えられている。環境などの外的要因によるものは全先天異常のうち5〜10％とされ，風疹やヘルペスなどの感染症，アルコール，放射線障害，化学物質などが原因となり得る。一方，薬によるものは1〜2％にすぎないと考えられている。つまり，妊娠に対する薬の影響を考える場合は，この**ベースラインリスク**と比べ，その薬がどの程度のリスク上昇をもたらすかを考えることが大切である。

　しかし，倫理的な理由から，エビデンスの質が高いといわれるランダム化比較試験などが妊婦を対象に行われることは少ない。最近では，催奇形性に焦点を当てた大規模なコホート研究が妊婦を対象に実施されるようになってきた。また，医薬品使用に関する症例報告はエビデンスの質は低いものの，妊婦のような特殊な状況においては，重要な情報となる。

❼ 催奇形性・胎児毒性のある薬 [1-13]

　催奇形性および胎児毒性の知られている主な薬を**表3**（p.12）に示した。催奇形性の明らかな薬の妊娠中の女性への投与は避けるべきである。これらの薬の服用が不可欠な状態の場合は，妊娠前によく患者と相談し，影響の少ない薬への変更，疾患が治癒するまでの避妊などの計画妊娠が必要である。

男性が服用する薬の影響 [14-16]

　精子は精原細胞が思春期までに約6億個にまで増え，思春期に分裂を開始し，1日に約1億個の精母細胞が作られる。そして減数分裂が行われ，70〜80日かけて精子が形成され，1回の射精で2〜3億個もの精子が放出される。最終的に受精できるのは1個であり，精子も卵子と同様に，薬の曝露があったとしても"淘汰"され，受精するところまでたどり着けないと考えられている。しかし，精子が形成される時期に薬剤に曝露することで，精子の数が減ったり運動量が減ることはある。

10

奇形防止と葉酸 [14, 17, 18]

　厚生労働省は，二分脊椎などの神経管閉鎖障害の防止に対して，葉酸をはじめビタミンなどを多く含む栄養のバランスのとれた食事の必要性を推奨している。葉酸は，DNAを構成している核酸や蛋白質の合成を促進する働きをもつため，これが不足すると胎児に神経管閉鎖障害が起こりやすくなるといわれている。2001年からは，母子手帳にも葉酸の摂取についての記事が記載され，注意喚起が行われているが，妊娠可能な女性の葉酸摂取率はいまだに低い。葉酸は水溶性ビタミンであり，食品からの利用効率に差があるため，栄養補助食品で補うことも必要となる(表4)。

表4　1日の葉酸必要摂取量

成人男女の所要量	：1日200μg（0.2 mg）
妊娠中の女性の所要量	：1日400μg
授乳中の女性の所要量	：1日280μg
許容上限摂取量	：1日1,000μg

第1章　妊娠と薬の基礎知識

表3　催奇形性および胎児毒性のある主な薬

時　期	薬　効	薬　剤	
前期 【絶対過敏期】 【相対過敏期】	抗てんかん薬	カルバマゼピン，トリメタジオン，フェニトイン，プリミドン，バルプロ酸ナトリウム，フェノバルビタール	
	乾癬・角化症治療薬	エトレチナート	
	ビタミンA	ビタミンA	
	痛風発作予防薬	コルヒチン	
	抗リウマチ薬，白血病治療薬	メトトレキサート	
	免疫抑制薬	アザチオプリン	
	多発性骨髄腫治療薬	サリドマイド，レナリドミド	
	子宮内膜治療薬	ダナゾール	
	女性ホルモン製剤	黄体ホルモン・卵胞ホルモン配合剤	
	躁病治療薬	炭酸リチウム	
	抗菌薬	アミノグリコシド系抗生物質	
		テトラサイクリン系抗生物質	
		サルファ薬	
		グリセオフルビン	
	C型肝炎治療薬	リバビリン	
	ワクチン	風疹ワクチン	
中期～後期 【潜在過敏期】	降圧薬	ACE阻害薬	
		アンジオテンシンⅡ受容体拮抗薬	
	解熱鎮痛消炎薬	アスピリン，インドメタシンなど	
	精神神経用薬	抗精神病薬，抗不安薬，抗うつ薬，抗てんかん薬全般	
	抗てんかん薬	フェニトイン	
	抗悪性腫瘍薬	シクロホスファミド	
	血糖降下薬	グリベンクラミドなど	
全時期	抗凝固薬	ワルファリンカリウム	
	消化性潰瘍治療薬	ミソプロストール	

1　妊娠周期と胎児への薬の影響

主な影響と注意点
頭蓋顔面形成不全，四肢異常，精神発達遅延，心奇形など
服用中止後も体内に残るので女性（催奇形性）は2年以上，男性（精子形成能異常）も半年以上は避妊が必要。
脂溶性ビタミン。妊娠前3カ月～妊娠3カ月に1日1万単位以上の摂取で頭蓋神経などの奇形の報告。1日5,000単位までの摂取にとどめる。市販のビタミン剤でもビタミンAを含むものには注意。
影響が少ないとの説もある。父親の服用での染色体異常（ダウン症候群）の報告あり。妊婦にも禁忌。
催奇形性あり。女性は服用中～中止後1カ月，男性は服用中～服用後3カ月以上は避妊が必要。
男女ともに避妊が必要。染色体異常の報告あり。
催奇形性（アザラシ症）
女児外性器の男性化
卵胞ホルモン（エストロゲン）単独も妊婦には禁忌。
心奇形
第8脳神経障害といわれる難聴などの影響が新生児に現れることがある。不可逆性。
骨・歯の発育阻害，歯牙着色を引き起こすことあり，特に妊娠中期・末期に注意。
新生児高ビリルビン血症
女性は服用中～服用後1カ月，男性は服用中～服用後6カ月は避妊が必要。催奇形性あり。
男女ともに服用中～服用中止後6カ月以上は避妊が必要。催奇形性のほか，精子の形態変化の報告あり。
生ワクチンのため理論的には先天性風疹症候群が発症する可能性がある。報告はない。
胎児低血圧，羊水過少，肺低形成，腎形成障害，顔面奇形，胎児乏尿，死亡報告あり。特に妊娠中期・末期に注意。
動脈管閉鎖，新生児持続性肺高血圧症，胎児循環持続症，羊水過少，分娩遅延，新生児に出血傾向，壊死性腸炎。出産予定日12週以内の妊婦には投与しないこと。
新生児薬物離脱症候群
新生児薬物離脱症候群，成長障害，中枢神経系障害
中枢神経系障害，二次がん
新生児低血糖症
妊娠中どの時期でも胎児に形態異常を引き起こす可能性あり。早流産，胎児出血傾向。
妊娠中どの時期でも胎児に形態異常を引き起こす可能性あり。また，子宮収縮作用により，流産を引き起こす。

第1部

妊娠と薬

13

第1章　妊娠と薬の基礎知識

参考文献

1）Briggs GG, et al：Drugs in Pregnancy and Lactation；A Reference Guide to Fetal and Neonatal Risk 11th edition, Wolters Kluwer, 2017

2）伊藤真也, 村島温子 編：薬物治療コンサルテーション 妊娠と授乳改訂2版, 南山堂, 2014

3）林　昌洋, 他：実践 妊娠と薬 第2版, じほう, 2010

4）北川浩明：妊婦に対する薬物療法の考え方. 月刊薬事, 53（8）, 1067–1072, 2011

5）高桑好一：妊娠ステージから見た薬のリスクと妊娠中の女性の不安. 薬局, 57, 2569–2573, 2006

6）伊藤直樹：胎児・新生児の発達と薬. 医薬ジャーナル, 43, 2895–2899, 2007

7）田中憲一, 他：スキルアップのための妊娠中の女性への服薬指導, 南山堂, 2003

8）松田静治 編：妊娠中の女性と薬物治療の考え方 投与時の注意と禁忌, ヴァンメディカル, 2004

9）平原史樹：ヒト生殖におけるベースラインリスク. 月刊薬事, 53（8）：1073–1078, 2011

10）平原史樹：先天異常モニタリング：わが国と世界の取り組み. 日本産婦人科学会誌, 59（9）：246–255, 2007

11）林　昌洋：妊婦への投薬に際して注意すべき薬物群. 月刊薬事, 53（8）, 1085–1089, 2011

12）Li D-K, et al：Maternal exposure to angiotensin converting enzyme inhibitors in the first trimester and risk of malformations in offspring: a retrospective cohort study. BMJ, 343：887, 2011

13）荒田尚子：甲状腺疾患. 月刊薬事, 53（8）, 1109–1112, 2011

14）田中憲一, 他：スキルアップのための妊娠中の女性への服薬指導, 南山堂, 2003

15）北川浩明：妊婦に対する薬物療法の考え方. 月刊薬事, 53（8）, 1067–1072, 2011

16）松田静治 編：妊娠中の女性と薬物治療の考え方 投与時の注意と禁忌, ヴァンメディカル, 2004

17）平山宗広, 他：神経管閉鎖障害の発症リスクの提言に関する報告書. 日本産婦人科学会誌, 53, 806–816, 2001

18）石井茉莉子, 他：妊娠と薬情報センター相談者を対象とした妊婦の葉酸服用率に関する調査. 医薬品情報学, 11, 107–114, 2009

（大津 史子）

第1章 妊娠と薬の基礎知識

2 妊娠中の薬物療法に関する情報源

妊娠中の薬物療法に関する医薬品情報

　妊娠中の薬物療法の安全性評価には，先天異常，流産，出生児への影響などをアウトカムとした疫学研究が重要である。これは，妊娠中に医薬品を服用しなかったとしても一定の頻度で先天異常や流産などが自然発生するという，いわゆるベースラインリスク[1]があり，医薬品の服用によりこれらの発生頻度が上昇するかを集団ベースで検討する必要があるためである。

　書籍・インターネットサイトにはリスクの程度について，アルファベットや数字を用いた種々の分類で表記されていることが多い。しかしながら，これらの分類は単なる「安全性のランク」としてとらえられてしまいがちである。分類の定義や，分類の根拠となった動物実験，疫学研究の概要などについても確認すべきである。

1 書籍

1 薬物治療コンサルテーション 妊娠と授乳[1]

　第1章に総論，第2章に医薬品情報，第3章に症例に基づく薬物治療の解説が記載されている。第2章は薬効分類別に構成され，冒頭の表にて代表的な医薬品を安全，禁忌，空欄（疫学情報がないか極めて少ない）の3種類に分類している。分類表の後に各論が記載されている。

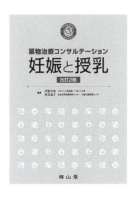

> **特徴** 医薬品の分類が非常にシンプルであり，リスクの程度を大まかに，かつ手早く把握しやすい情報源である。多くの医薬品を対象としており，日常的に取り扱う大部分の医薬品を網羅している。しかしながら，分類の根拠となった疫学研究の詳細については参考文献を確認することになる。

② 実践 妊娠と薬[2]

医薬品の概要を把握する目安として，薬剤危険度と情報量の評価が記載されている。薬剤危険度は独自の評価基準に基づき，0〜5点の6段階に分類されている。情報の質と量に関しては，4段階に分類されている。

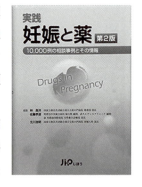

これらの評価の後には，薬剤データ，患者や医師への対応について記載されている。薬剤データは添付文書，動物（生殖発生毒性試験・変異原性試験など），ヒト（疫学調査・症例報告など），相談事例といった項目からなる。対応については，服用前か服用後か，処方変更の有無，医師から意見を求められた場合などシチュエーション別の対応が記載されている。

> **特徴** 薬剤データでは代表的な疫学研究について詳細に解説されており，研究の実施時期，研究デザイン，患者数やその転帰，オッズ比やリスク比などが記載されている。また，薬剤データを用いた対応例が記載されていることで，実際に妊婦に対応する際に利用しやすい。

3 Drugs in Pregnancy and Lactation：A Reference Guide to Fetal and Neonatal Risk[3)]

医薬品ごとにPREGNANCY RECOMMENDATION（独自の推奨分類）とPREGNANCY SUMMARY（簡素な概要），FETAL RISK SUMMARY（文献レビュー）が記載されている。

PREGNANCY RECOMMENDATION は細分化されており，17種類に分類されている。書籍にはインターネットサイトへのアクセス用コードが付属している。

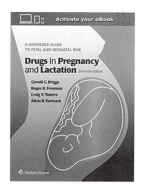

> **特徴** FETAL RISK SUMMARYでは，物理化学的性質，薬物動態学的性質，動物実験，ヒトにおける症例報告や疫学研究といった妊娠中の薬物療法の評価に関係する情報が集約されている。豊富な情報が得られる情報源であり，世界的に多くの専門家が利用している。

❷ インターネットサイト

1 Developmental and Reproductive Toxicology Database (DART)[4)]

催奇形性や発生毒性，生殖毒性に関する文献を検索できるデータベースである。米国国立医学図書館が運営するサイトであり，検索結果に表示された文献はPubMedへリンクされている。書籍の発刊後に発表された疫学研究を確認する際や，書籍では取り上げられにくい動物実験について調査をする際などに有用である。

2 MotherToBaby：Fact sheets[5)]

MotherToBabyは北米催奇形性情報提供サービス（Organization of Teratology Information Specialists：OTIS）が運営するサイトであり，ファ

第 1 章 妊娠と薬の基礎知識

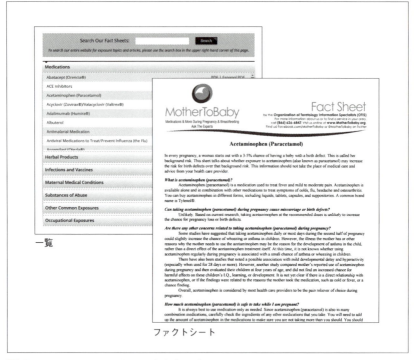

一覧

ファクトシート

図 1 MotherToBaby のファクトシート

クトシートのページには，国民向けによくある質問とその回答が記載されている．ワクチン，感染症，ハーブ，嗜好品，職業曝露などさまざまなファクトシートが公開されている(図 1)．

　Q&A 形式で記載されているため，患者への回答を考える際に有用な情報源である．ただし，あくまで国民向けの情報であるため，記載内容は簡便なものである．参考文献を参照するか，他の情報源を確認のうえで利用したい．

3 FDA 分類（Drugs@FDA[6]）

　米国食品医薬品局（FDA）が作成した A，B，C，D，X の 5 段階の分類であり，妊娠と薬に関する有名なリスクカテゴリーである．日本でも広く利用さ

れている身近な情報源であるが，新たな製品表示規則が定められたことにより，今後削除されていく方向にある[7]。新たな製品表示規則は2015年6月30日から適用され，適用前に承認された医薬品についても適宜更新が行われる。

FDA分類が撤廃された理由は，「単純化され過ぎており，しばしば混乱を招き，薬剤が有する可能性のあるリスクを効果的に伝達することができない」[8]とされている。

4 Therapeutic Goods Administration：Prescribing Medicines in Pregnancy database[9]

オーストラリア保健省薬品・医薬品行政局のサイト。オーストラリアの医薬品評価委員会による「オーストラリア分類」と呼ばれる分類を検索することができる。

分類はA，B，C，D，Xに分類され，Bは動物を用いた研究の評価によりさらにB1～B3に分類される。収録されている医薬品のデータは，オーストラリア分類，薬効，追加情報から構成されている。FDA分類と比して，ヒトに関するデータとして過去の使用経験を重視している[10]。分類が適切に利用されるように，説明文の後の同意ボタンを押さなければアクセスできないようになっている。

注意事項として，「この分類は階層的(hierarchical)なものではなく，カテゴリーBに属する医薬品はCに属する医薬品より安全であることを示すものではない」ことなどが記載されている。

なお，上記 3，4 の分類は医薬品インタビューフォームの「XII．参考資料2．海外における臨床支援情報」にも記載されていることが多い。

3 審査報告書

添付文書では得られない生殖発生毒性試験の詳細なデータや審査時のリスク評価情報を得ることができる。前述の書籍には記載されていない新薬や情報の少ない日本国内やアジア圏のみで使用される医薬品などでは，参考情報

第1章 妊娠と薬の基礎知識

として有用な場合がある。

④ 文献情報

図2は，疫学的研究デザインの種類とそのエビデンスレベルを示したものである。

一般臨床では，介入研究の無作為化比較試験を行い，仮説を検証し，因果関係を明らかにする。そして，複数の無作為化比較試験を統合したメタアナリシスが，エビデンスレベルが最も高いと位置づけられている。しかし，妊婦や授乳婦への影響など，副作用や害などを対象としている場合，これらの

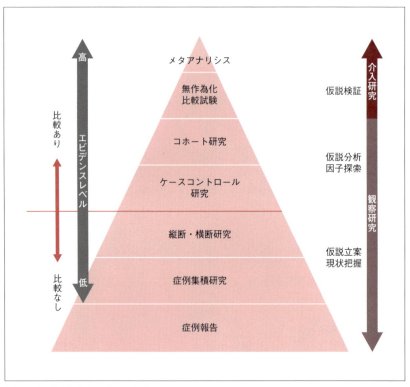

図2 研究デザインとエビデンスレベル

介入研究は，倫理的な問題やそもそも発生率が低いことから実施することができない。したがって，妊婦や授乳婦を対象とした研究は観察研究が中心となる。

コホート研究は，医薬品の曝露群と非曝露群を一定期間追跡することにより，事象の発現，例えば，催奇形性などの特定した害などに差が出るかどうかを調べる研究で，さまざまなバイアスや交絡因子を除去しながら，より真実に近い因果関係を分析することが可能となる。近年では，出生データベースなどを利用して，妊婦や催奇形性を対象とした大規模なコホート研究が実施されるようになってきたが，限られている。

ケースコントロール研究は，同一の集団から，事象が発現したケース群と，しなかったコントロール群を用意し，過去に振り返って要因を比較することにより，事象と要因の因果関係を調査する手法である。

妊娠中の医薬品使用に関して，最も多くの文献数が得られるのが症例報告である。しかし，1例報告では，偶然の影響を排除することができないため，エビデンスレベルとしては最も低い。これらの症例報告を集めて行う症例集積研究は，多くの症例を扱うことで，起きている事象の全体像を把握し，偶然の影響を評価し，仮説を立てることが可能である。

参考文献

1）伊藤真也, 村島温子 編：薬物治療コンサルテーション 妊娠と授乳 改訂2版. 南山堂, 2014

2）林 昌洋, 他 編：実践 妊娠と薬 第2版：10,000例の相談事例とその情報. じほう, 2010

3）Briggs, GG et al：Drugs in Pregnancy and Lactation；A Reference Guide to Fetal and Neonatal Risk 11th edition, Wolters Kluwer, 2017

4）U.S. National Library of Medicine：Developmental and reproductive toxicology database（https://toxnet.nlm.nih.gov/newtoxnet/dart.htm）

5）Organization of Teratology Information Specialists：MotherToBaby；Fact sheets（http://mothertobaby.org/fact-sheets-parent/）

6）U.S. Food and Drug Administration：Drugs@FDA（http://www.accessdata.fda.gov/scripts/cder/daf/）

7）U.S. Food and Drug Administration：Pregnancy and lactation labeling（Drugs）final rule（http://www.fda.gov/Drugs/DevelopmentApprovalProcess/DevelopmentResources/Labeling/ucm 093307.htm）

8）U.S. Food and Drug Administration：Questions and answers on the pregnancy and

lactation labeling rule（http://www.fda.gov/Drugs/DevelopmentApprovalProcess/
DevelopmentResources/Labeling/ucm093311.htm）

9) Therapeutic Goods Administration：Prescribing medicines in pregnancy database
（https://www.tga.gov.au/prescribing-medicines-pregnancy-database）

10) 濱田洋実, 他：先進国における妊娠と薬の情勢（各国の対応）. 医薬ジャーナル, 43（12）：
2877-2880, 2007

（酒井 隆全, 大津 史子）

第2章

代表的な
薬の安全性と
妊婦への対応

Contents

1. 解熱消炎鎮痛薬 —————————— 28
2. 抗生物質，鎮咳薬 ————————— 34
3. 抗ウイルス薬 ——————————— 42
4. 抗アレルギー薬 —————————— 50
5. 喘息治療薬 ———————————— 60
6. 消化器官用薬 ——————————— 72
7. 抗うつ薬 ————————————— 82
8. 睡眠薬 —————————————— 91
9. ステロイド外用剤 ————————— 98
10. 飲酒・喫煙 ———————————— 104
11. ワクチン ————————————— 109

第2章を読む前に

　愛知県薬剤師会では，妊娠・授乳サポート薬剤師の活動をサポートするために，妊娠・授乳サポート薬剤師が応需した相談事例を集積している。2012年から集積を開始し，2018年末までに，相談事例ベースとして約8,000事例が集積された。集積された事例のなかで，相談の多かった医薬品の情報を「相談の多い医薬品」として表形式で表記し，相談事例の登録数を記載した。

　本表に記載している情報は，添付文書または医薬品インタビューフォーム

FDA薬剤胎児危険度分類基準（FDA分類）

カテゴリー	評価基準
A	ヒトの妊娠初期3カ月間の対照試験で，胎児への危険性は証明されず，また，その後の妊娠期間でも危険であるという証拠もないもの。
B	動物生殖試験では胎仔への危険性は否定されているが，ヒト妊婦での対照試験は実施されていないもの。あるいは，動物生殖試験で有害な作用（または出生数の低下）が証明されているが，ヒトでの妊娠期3カ月の対照試験では実証されていない，また，その後の妊娠期間でも危険であるという証拠はないもの。
C	動物生殖試験では胎仔に催奇形性，胎仔毒性，その他の有害作用があることが証明されており，ヒトでの対照試験が実施されていないもの。あるいは，ヒト，動物ともに試験は実施されていないもの。注意が必要であるが，投薬のベネフィットがリスクを上回る可能性はある（ここに分類される薬剤は，潜在的な利益が胎児への潜在的危険性よりも大きい場合にのみ使用すること）。
D	ヒトの胎児に明らかに危険であるという証拠があるが，危険であっても，妊婦への使用による利益が容認されることもありうる（例えば，生命が危険にさらされている場合，または，重篤な疾病で安全な薬剤が使用できない場合，その薬剤をどうしても使用する必要がある場合）。
X	動物またはヒトでの試験で胎児異常が証明されている場合，あるいはヒトでの使用経験上，胎児への危険性の証拠がある場合，またはその両方の場合で，この薬剤を妊婦に使用することは，他のどんな利益よりも明らかに危険性のほうが大きいもの。ここに分類される薬剤は，妊婦または妊娠する可能性のある婦人には禁忌である。

　A，B，C，D，Xの5段階のカテゴリーからなり，Aのほぼ安全からXの絶対禁忌まで危険度に準じた分類がされている。一部の薬は妊娠時期や服用期間，あるいは服用量によって，別々に危険度が割り付けられている。治療上の有益性が考慮されている点，また，処方に際しての評価基準であり，偶発的な服用などによる事後の対応を示すものでない点に留意する必要がある。

より引用した。脂溶性については分配係数などから判断した。酸性/塩基性については化学構造や官能基などから判断したものであり，判断がつかなかったものは「判断できない」とした。

　文献情報に記載されている記号の定義は以下のとおりである。**薬の評価を記号の形で表すことで，評価が単純化されていることに注意されたい。**記号のみを判断の根拠とするのではなく，本書の文章や他の論文などと総合して利用すること。

オーストラリア医薬品評価委員会・先天異常部会分類基準（オーストラリア分類）

カテゴリー	評価基準
A	多数の妊婦および妊娠可能年齢の女性に使用されてきた薬だが，それによって奇形の頻度や胎児に対する直接・間接の有害作用の頻度が増大するといういかなる証拠も観察されていない。
B1	妊婦および妊娠可能年齢の女性への使用経験はまだ限られているが，この薬による奇形やヒト胎児への直接・間接的有害作用の発生頻度増加は観察されていない。動物を用いた研究では，胎仔への障害の発生が増加したという証拠は示されていない。
B2	妊婦および妊娠可能年齢の女性への使用経験はまだ限られているが，この薬による奇形やヒト胎児への直接・間接的有害作用の発生頻度増加は観察されていない。動物を用いた研究は不十分または欠如しているが，入手しうるデータでは胎仔への障害の発生が増加したという証拠は示されていない。
B3	妊婦および妊娠可能年齢の女性への使用経験はまだ限られているが，この薬による奇形やヒト胎児への直接・間接的有害作用の発生頻度増加は観察されていない。動物を用いた研究では，胎仔への障害の発生が増えるという証拠が得られている。しかし，このことがヒトに関してどのような意義をもつかは不明である。
C	催奇形性はないが，その薬理効果によって，胎児や新生児に有害作用を引き起こす薬，またはその疑いのある薬。これらの効果は可逆的なこともある。
D	ヒト胎児の奇形や不可逆的な障害の発生頻度を増す，または増すと疑われる，またはその原因と推測される薬。これらの薬には有害な薬理作用があるかもしれない。
X	胎児に永久的な障害を引き起こすリスクの高い薬であり，妊娠中あるいは妊娠の可能性がある場合は使用すべきでない。

　A，B，C，D，Xの5段階のカテゴリーからなり，Aは使用実績からほぼ安全，Bは使用経験が少なく，ヒトでの危険性を示す根拠がまだ見当たらないもので，動物実験の結果によりB1，B2，B3のサブカテゴリーに分かれる。Cは催奇形性はないものの胎児や新生児に対し有害作用（胎児毒性）のあるもの，Dは危険性があっても，治療のために使用されることがありうるもの，Xは危険度が高く，絶対禁忌にあたるものである。
　処方に際しての判断材料を示すものであり，偶発的な服用などによる事後の対応を示すものでない点に留意する必要がある。

第1部　妊娠と薬

『実践 妊娠と薬 第2版』の薬剤危険度情報評価基準

危険度点数	評価条件
0点	● 疫学調査で催奇形性との関連は認められていない，およびヒトでの催奇形を示唆する症例報告はない。および動物生殖試験は行われていないか，または催奇形性は認められていない。 ● または食品としても使用されているもの，準ずるもの。
1点	● 疫学調査は行われていない，およびヒトでの催奇形を示唆する症例報告はない。および動物生殖試験で催奇形性は認められていないか行われていない。 ● 疫学調査で催奇形性との関連は認められていない。およびヒトでの催奇形を示唆する症例報告はない。しかし，動物生殖試験で催奇形性の報告がある。 ● または局所に使用するものおよび漢方薬。
2点	● 疫学調査は行われていない，およびヒトでの催奇形を示唆する症例報告はない。しかし動物生殖試験で催奇形の報告がある。 ● 十分な疫学調査はないがヒト症例シリーズ研究，あるいは複数の症例報告で催奇形との関連はみられていない。しかし，動物生殖試験で催奇形の報告がある。
3点	● 疫学調査で催奇形性との関連を示唆する報告と否定的な報告がある。またはヒト生殖に伴う奇形全般のベースラインリスク（2〜3％）については増加しないが，個別の奇形に関してリスクの増加が示唆されている（肯定も否定もある，または確定ではない）。 ● 疫学調査は行われていないが，ヒトで奇形児出産の症例報告がある，または奇形児出産の症例報告と健常児出産の症例報告があり評価が一定していない。
4点	● 疫学調査でヒト生殖に伴う奇形全般のベースラインリスク（2〜3％）が軽度増加するが大幅な増加ではない。 ● 疫学調査でヒト生殖に伴う奇形全般のベースラインリスクは増加しない，かつ特定の奇形に関してリスクの増加が認められている。 ● 催奇形症例報告，あるいは生殖試験・基礎研究の結果，ヒトにも催奇形性があると強く疑われている。
5点	● 疫学調査で催奇形性があると確定的に考えられている。 ● または催奇形症例報告，あるいは生殖試験・基礎研究の結果，ヒトにも催奇形性があると確定的に考えられている。

(林 昌洋, 他・編：実践 妊娠と薬 第2版 10,000例の相談事例とその情報, p.ⅱ, じほう, 2010より)

『薬物治療コンサルテーション 妊娠と授乳 改訂2版』の総合評価（妊婦）

総合評価	評価基準
安全	疫学的な証拠が比較的豊富でほぼ安全に使用できると思われる薬。
慎重	薬によっては適応疾患がさまざまで，リスクベネフィットの判断がそれぞれの患者さんで異なる場合がある。そのような薬の評価欄は「有益性」とした。
情報不足	疫学情報がないかきわめて少なく，安全性・危険性を理論的に推定するしかない薬。

(伊藤真也, 村島温子・編：薬物治療コンサルテーション 妊娠と授乳 改訂2版, p.133, 南山堂, 2014を参考に作成)

本章における事例・医薬品のデータの捉え方について

　本章においては，日常業務のなかで対応することが多いと思われる代表的な薬効について，模擬事例を示し，回答例や関連する医薬品の情報を示した。記載しているのは回答の一例であり，判断材料となる情報の一部である。疾患の重症度や患者本人の意志，妊娠週数などさまざまな要因で回答内容が変化しうるほか，本章には記載しきれていないデータやその後に公表されたエビデンスなども存在しうる。個々の患者に対する最適な判断は，患者と応対しているなかで医療従事者本人が考え，実行していくものであることを強調したい。

　例えば，本章に記載された回答例をそのまま読み上げたり，医薬品のデータ表だけを切り取って「表で『安全』に分類されていますので」と説明したりしていては，「添付文書にこのように書いてありますので」と回答するのと本質的には同じになってしまう。意図しない「情報の独り歩き」とならないよう，本章の内容が適切に利用されることを執筆者一同，切に願っている。

第2章　代表的な薬の安全性と妊婦への対応

1　解熱消炎鎮痛薬

今回のケース

Aさん（32歳，妊娠10週目）が産婦人科の処方せんをもって来局した。処方内容は以下の通り。

> アセトアミノフェン錠200　1回1錠　頭痛時　5回分

一通り説明して薬をお渡ししたが，まだ何か不安そうである。そこで話を聞いてみると，以下のような不安を語った。

 Aさんの訴え　つわりが始まってから頭痛がひどくて，日常生活にも影響があります。お薬は飲みたくないんですが，病院で先生に相談したら，お薬をもらいました。
でも，本当に飲んでも大丈夫でしょうか？　頭痛ぐらい，できるだけ我慢して飲まないほうがいいですよね？

注目するポイントはここ！

薬を処方された妊婦の不安に応える場合に注目するポイントは4つ。❶妊娠の時期，❷疾患のコントロールと薬の必要性，❸薬の胎盤移行性，❹薬の疫学的情報である。

❶妊娠の時期
妊娠10週目（相対過敏期）である。

❷疾患のコントロールと薬の必要性
今回の場合は，慢性疾患ではないが，日常生活にも影響が出ているので，痛みを緩和することは重要である。

③ 薬の胎盤移行性

アセトアミノフェンの胎盤移行性を考えるために必要な情報は以下の通り。

- 分子量：151.16ダルトン
- 剤形：経口剤（乳児適応あり）
- 分配係数：0.8［水溶性］（医薬品インタビューフォームより）
- 酸性／塩基性：酸性
- 蛋白結合率：8〜40%
- 代謝物活性：なし
- 半減期：2.36時間

④ 薬の疫学的情報

妊婦には古くから多く使用されてきており，催奇形性との関連は認められていない。長期投与や過量投与では，胎児毒性が起こる可能性はある。

今回のケースの考え方

① 妊娠の時期

今回のAさんは妊娠10週ということで，相対過敏期である。つわりがひどくなる時期でもあり，頭痛と相まって生活に支障が出ている。

② 疾患のコントロールと薬の必要性[1]

妊婦の慢性疾患では，疾患自体のコントロール不足が胎児に大きな影響を及ぼすことがある。したがって妊娠を望む場合は，医療従事者とよく相談し，計画妊娠を考慮することが重要である。

例えば，母体の高血糖は妊娠初期では胎児の心形態異常の発生頻度を上昇させ，妊娠後期では巨大児出産の危険性を高める。また，貧血やネフローゼ症候群で低蛋白血症になると，胎児の発育不全が引き起こされる。そのほか，妊娠高血圧症候群が起これば胎児の発育遅延が引き起こされる。また，喘息のコントロール不足で流産や早産，発育遅延などが多くなることも知られている。母体の血圧コントロール不良により胎児の過度の血圧低下も心配される。

第2章　代表的な薬の安全性と妊婦への対応

今回のＡさんの場合は，コントロールしなければならない慢性疾患ではない。

❸ 薬の胎盤移行性

　愛知県薬剤師会の妊娠・授乳サポート薬剤師が応需した相談事例のうち，妊婦からの相談が多かった解熱消炎鎮痛薬を表に示す。授乳婦からの相談と同様（p.157 参照），アセトアミノフェンが最も多く，次にロキソプロフェン，イブプロフェンである。

　アセトアミノフェンは，血液中では水溶性薬物であり，胎盤を通過しにくいと考えられる。ロキソプロフェンは，プロドラッグであり，代謝物は水溶性で，胎盤を通過しにくいと考えられる。イブプロフェンは弱い脂溶性であり，ロキソプロフェンやイブプロフェンは，蛋白結合率が高く，半減期も短い。

❹ 薬の疫学的情報

　今回の患者に処方されたアセトアミノフェンは，妊婦に最も頻用されている解熱消炎鎮痛薬である。大規模な疫学的な調査が行われているが，催奇形性との関連は見出されていない。ただし，過量服用により妊婦自体が中毒状態に陥った場合，胎児の肝毒性などが考えられ，胎児死亡が起こることもある。妊婦が，アセトアミノフェンを過量服用した場合，早期のＮ-アセチルシステインによる治療が必要である[1]。これにより，胎児死亡を抑制することができると報告されており，Ｎ-アセチルシステインには，催奇形性は認められていない。

　最近では，妊娠中のアセトアミノフェンの使用と発達障害の関連性に関する大規模研究の結果が報告されている[2]。また，メタアナリシスの結果，小児喘息のリスクが若干上がるとの報告がある[3]。しかし，妊婦の高熱は胎児へのリスクになる可能性があり，その点についての考慮がなされていないこと，また，結果の過大解釈などの問題も指摘されており，アセトアミノフェンのメリットをデメリットが上回るとの結論には至っていない。基本的には，アセトアミノフェンにおいても長期間の使用を避け，短期的な使用に留めるべきである。ロキソプロフェンおよびイブプロフェンについても，催奇形性や胎児毒性との関連を示す報告はない。

1 解熱消炎鎮痛薬

表 妊婦からの相談が多い解熱消炎鎮痛薬の特徴

薬剤名		アセトアミノフェン	ロキソプロフェンナトリウム水和物	イブプロフェン
妊娠・授乳サポートシステム事例登録数（2012～2018年末）		455件	82件	8件
薬剤情報	小児用薬用量設定，小児適応	乳児適応あり	小児適応なし	小児適応あり（5歳～）
	剤形	経口剤	経口剤	経口剤
	分子量	151.16 ダルトン	304.31 ダルトン	206.28 ダルトン
	分配係数	0.8	0.82	9.92
	脂溶性	水溶性	水溶性	脂溶性
	蛋白結合率	8～40%	97%（未変化体）92.8%（trans-OH体）	99%
	酸性/塩基性	酸性	酸性	酸性
	pKa	9.5	4.20	5.2
	半減期（$T_{1/2}$）	2.36時間	1.22時間（未変化体）1.31時間（trans-OH体）	1.8時間
文献情報	添付文書	治療上の有益性が危険性を上回ると判断される場合にのみ投与すること。妊娠後期の婦人への投与により胎児に動脈管収縮を起こすことがある。	治療上の有益性が危険性を上回ると判断される場合にのみ投与すること。妊娠末期の婦人には投与しないこと。	妊娠後期には投与しないこと。妊婦（妊娠後期以外）又は妊娠している可能性のある婦人には治療上の有益性が危険性を上回ると判断される場合にのみ投与すること。
	FDA分類[*1]	B	収載なし	C
	オーストラリア分類[*2]	A	収載なし	C
	実践 妊娠と薬 第2版	1点（情報量+++）	1点（情報量++）	1点（情報量+++）
	妊娠と授乳 改訂2版	安全	後期には投与しないことが望ましい	後期には投与しないことが望ましい

第1部 妊娠と薬

＊1 FDA分類：インタビューフォームXⅡ2.海外における臨床支援情報 または SafeFetus.com より引用。
＊2 オーストラリア分類：インタビューフォームXⅡ2.海外における臨床支援情報 または Prescribing medicines in pregnancy database (https://www.tga.gov.au/prescribing-medicines-pregnancy-database) より引用。

第2章　代表的な薬の安全性と妊婦への対応

━━━ 今回のケースでのアドバイス例 ━━━

　この薬は古くから妊婦さんに利用され続けている薬で，赤ちゃんの発育に何らかの影響があるということは知られていません。痛いのを我慢せずに服用して大丈夫です。ただし，痛いからといって一度にたくさん服用したりしないでください。もし痛みがずっと治まらないようであれば，ご相談ください。

妊婦への NSAIDs 投与

　非ステロイド性消炎鎮痛薬（NSAIDs）全体について再度確認しておきたい。
　排卵前期の卵胞ではCOX-2が発現して，プロスタグランジンE_2を合成し，卵細胞の成熟と排卵を促進している。したがって，NSAIDsを生理痛などに頻用していると，プロスタグランジンE_2が不足し，排卵が起こらないため一時的に不妊になる可能性がある[4]。また，妊娠初期にNSAIDsを連用することで流産率が上昇するという報告があるが，結論は出ていない。
　妊娠後期のNSAIDsの使用には最も注意が必要である。胎児の心臓には，血液を全身に送る動脈管がある。胎盤から流れ出る酸素の多い血液は，胎児の右心室から肺動脈に入る。胎児は肺呼吸をしていないため，心臓から出た血液は肺を経由せず，動脈管を通って直接大動脈に送られる。
　この動脈管の開存を行うのはプロスタグランジンEやIである。したがって，COX-2阻害作用の強いNSAIDsを出産間近の妊婦に投与すると，プロスタグランジンの合成が阻害され，動脈管が収縮する。その結果，大動脈に流入できない血液が肺動脈に逆流し，肺高血圧症や心不全を生じ，胎児死亡を引き起こすことがある。また，COX-2阻害作用が強い場合は胎児の腎機能に影響し，胎児尿の産生が減り，羊水過少症を引き起こすことがある。羊水過少は胎児の形態異常を引き起こすことがある。
　貼付剤でも，妊娠後期の腰痛などに対し複数枚を連用することで，経口剤と同様に胎児の動脈管閉鎖や羊水過少を起こす可能性があるため，十分な指導が必要となる。また，子宮の収縮異常を引き起こし，予定日超過や分娩遅

延が起こることもある。

NSAIDsについては，妊娠後期の使用による胎児動脈管の早期収縮が特に問題となることはよく知られているが，内服剤だけでなく貼付剤でも同様の注意が必要である．大学病院の在勤中に，妊娠第3三半期に羊水過少のため管理入院となった妊婦さんにおいて，超音波検査では明らかな胎児発育遅延や先天異常は指摘されなかったが，回診中の会話で明らかとなった湿布剤の多用（入院後も腰痛などに対して5〜6枚！）が原因だったという症例を経験した．

なお，アニリン（非ピリン）系解熱鎮痛薬であるアセトアミノフェンについても近年，さまざまな研究報告や症例レポートが出ているが，胎児動脈管早期収縮についてのエビデンスはまだ弱く，現時点では他剤に比べて比較的安全に使用できると思われる．しかしながら，昔からの慣例で「アセトアミノフェンなら安全だから」と説明され，他科から多量にまとめて処方されている症例を見かけることがある．有益性投与が可能な薬は，やはり本当に必要な場合に必要に応じて処方すべきであり，漫然と内服し続けてよいものではないことを説明する必要があろう．

種村 光代（産科婦人科 種村ウィメンズクリニック 院長）

参考文献

1) Riggs BS, et al.：Acute acetaminophen overdose during pregnancy. Obstet Gynecol, 74 (2), 247-253, 1989
2) Zeyan L, et al.：Acetaminophen use during pregnancy, behavioral problems, and hyperkinetic disorders. JAMA Pediatr, 168 (4)：313-320, 2014
3) Fan G, et al.：Prenatal paracetamol use and asthma in childhood：A systematic review and meta-analysis. Allergol Immunopathol (Madr), 45 (6)：528-533, 2017
4) Uhler ML, et al.：The effect of nonsteroidal anti-inflammatory drugs on ovulation：a prospective, randomized clinical trial. Fertil Steril, 76 (5)：957-961, 2001

（大津 史子）

第2章　代表的な薬の安全性と妊婦への対応

2 抗生物質，鎮咳薬

今回のケース

Bさん（27歳）が以下の処方せんをもって初めて来局した。処方内容は以下の通り。

> セフカペンピボキシル塩酸塩水和物錠100mg　1回1錠
> 　　　　　　　　　　　　　　　　1日3回　朝昼夕食後　7日分

問診を行ったところ，膀胱炎と診断されたとのこと。どうも不安そうなBさんの話を聞くうちに，お腹がふっくらしているのに気づいた。妊娠の有無を聞いたところ，妊娠6ヵ月とのことで，以下のように語った。

Bさんの訴え　昨晩から排尿時に違和感があるため受診し，膀胱炎と診断されました。実は，やっと授かった赤ちゃんで，妊娠中は薬を飲まなくていいように健康にものすごく気を付けていたから，ショックです。
排尿するとき，すごく痛いので，仕方なく受診しましたが，やっぱり赤ちゃんに薬の影響が出ないか，とても心配です。

注目するポイントはここ！

薬を処方された妊婦の不安に応える場合に注目するポイントは4つ。❶妊娠の時期，❷疾患のコントロールと薬の必要性，❸薬の胎盤移行性，❹薬の疫学的情報である。

❶妊娠の時期

妊娠22週目（潜在過敏期）である。

❷ 疾患のコントロールと薬の必要性

　妊娠中の妊婦には，無症候性の細菌尿が高頻度にみられる。急性腎盂腎炎になると種々の重篤な合併症を引き起こしやすいため，抗菌薬治療が必要となる。

❸ 薬の胎盤移行性

　セフカペンピボキシル塩酸塩水和物の胎盤移行性を考えるために必要な情報は以下の通り。

- 分子量：622.11 ダルトン
- 剤形：経口剤（小児適応あり）
- 分配係数（pH7付近，1−オクタノール／水）：104 ［脂溶性］
- 酸性／塩基性：塩基性（pKa 3.7）
- 蛋白結合率：45%
- 半減期：1.01 時間

❹ 薬の疫学的情報

　セフカペンピボキシル塩酸塩水和物の妊婦への使用で，ベースラインリスクよりも催奇形性の可能性が高まるというような報告はなされていない。胎児毒性については，最近いくつかの報告がなされてきたが，害の絶対リスクと抗生物質使用のメリットを考慮した場合，使用を制限するものではない。また，妊娠末期に長期使用することによる胎児の低カルニチン血症および低血糖が発生することが報告されている。

今回のケースの考え方

❶ 妊娠の時期

　患者は妊娠6カ月であるので，潜在過敏期で，奇形などについての危険性は考えにくい時期に入っている。しかし，胎児毒性（胎児の発育不全，胎児環境悪化，胎児の臓器障害，子宮収縮の異常，流産，早産，分娩遷延など）は，この時期でも考慮しなければならない。例えば，抗生物質ならば，テトラサイクリン系抗生物質は，妊娠中期から後期の曝露により，歯牙着色やエナメル質の形成不全が起こることが知られている。

第1部　妊娠と薬

第2章　代表的な薬の安全性と妊婦への対応

② 疾患のコントロールと薬の必要性

　妊婦は膀胱粘膜が浮腫状となり子宮による機械的圧迫が顕著になることから，膀胱容量も増え，残尿の出現がみられる[1]。また，妊娠に伴うプロゲステロンの増加による，尿路の平滑筋の弛緩作用と蠕動運動の低下も，尿路感染症を起こしやすい理由とされている[1]。無症状でも細菌数が多い場合を無症候性細菌尿と呼ぶが，そのうちの2～7％が急性腎盂腎炎になるといわれており，特に尿路感染の既往のある場合は，既往のない場合と比べ20倍の発症率だといわれている[2]。急性腎盂腎炎は重篤な合併症を生じやすく，母体および胎児に危険な状況を起こし得るため，治療が必要になる。また，妊娠中の尿路感染症は，早産や低体重児の出産と関連があるとされており[3]，スクリーニングおよび治療の対象となっている。

③ 薬の胎盤移行性

　愛知県薬剤師会の妊娠・授乳サポート薬剤師が応需した相談事例のうち，妊婦からの相談が多かった抗生物質を表1に示す。授乳婦の抗生物質に関する質問で多かった抗生物質とは順位が違うのみで，トップ3は同じであった。

　セフカペンピボキシル塩酸塩水和物は，脂溶性であり，蛋白結合率も低く，胎盤を通過する性質はもっている。セフジトレンピボキシルも脂溶性が高く，胎盤を通過する。3つめのクラリスロマイシンも同様である。ただしクラリスロマイシンは，今回の症例の膀胱炎には適応がない。

④ 薬の疫学的情報

　セフェム系抗生物質については，一般にペニシリン系抗生物質と同様，妊娠中にも使用されることが多い抗生物質である。Czeizelらは，奇形をもって出生した2万2,865人と奇形のなかった3万8,151人の母親のセフェム系抗生物質の服用率には差がなかったと報告している[4]。Criderらは，全米の先天異常予防プログラムの一環として，1万3,155人の先天異常をもつ新生児を出産した女性と，同じ地域に住む女性4,941人をコントロール群として，妊娠前1月から13週6日までの抗生物質の使用状況を調査している[5]。この結果

36

2 抗生物質，鎮咳薬

表1　妊婦からの相談が多い抗生物質の特徴

薬剤名		セフカペンピボキシル塩酸塩水和物	セフジトレンピボキシル	クラリスロマイシン
妊娠・授乳サポートシステム事例登録数（2012～2018年末）		119件	123件	93件
薬剤情報	小児用薬用量設定，小児適応	小児適応あり	小児適応あり	小児適応あり
	剤形	経口剤	経口剤	経口剤
	分子量	622.11 ダルトン	620.72 ダルトン	747.95 ダルトン
	分配係数	104	＞1,000	7.18
	脂溶性	脂溶性	脂溶性	脂溶性
	蛋白結合率	45%	91.5%	42%
	酸性／塩基性	塩基性	塩基性	両性
	pKa	3.7	3.1	8.48
	半減期（$T_{1/2}$）	1.01 時間	0.8 時間	4.04 時間
文献情報	添付文書	治療上の有益性が危険性を上回ると判断される場合にのみ投与すること。妊娠後期にピボキシル基を有する抗生物質を投与された妊婦と，その出生児において低カルニチン血症の発現が報告されている。		治療上の有益性が危険性を上回ると判断される場合にのみ投与すること。
	FDA分類[*1]	収載なし	B	C
	オーストラリア分類[*2]	収載なし	収載なし	B 3
	実践 妊娠と薬 第2版	1点（情報量＋）	1点（情報量＋）	1点（情報量＋＋）
	妊娠と授乳 改訂2版	安全	安全	情報不足

*1　FDA分類：インタビューフォームⅩⅡ2.海外における臨床支援情報 または SafeFetus.com より引用。
*2　オーストラリア分類：インタビューフォームⅩⅡ2.海外における臨床支援情報 または Prescribing medicines in pregnancy database (https://www.tga.gov.au/prescribing-medicines-pregnancy-database) より引用。

では，ペニシリン系，エリスロマイシン，セファロスポリン系については，先天異常との関連はみられなかったと報告されている。一方で，スルフォンアミド系やニトロフラントインは，いくつかの先天異常と関連があったとしている。

　そのほかにも最近は，抗生物質での尿路感染症治療による催奇形性に関し

第2章　代表的な薬の安全性と妊婦への対応

て，いくつかの研究が行われているが，ベースラインリスクと比較できるようなエビデンスの高い研究は少ない。クラリスロマイシンについては，デンマークの出生データベースを利用したコホート研究によって，妊娠初期に使うことで，使わない場合の流産の割合(8.3%)が10%に増加すると報告している。しかし，日本人の全年齢での流産率は15%程度とされており，これと比較すると増加しているとはいえ，明確な結論は出ていない。

　一方，日本ではNasuらが，セフカペンピボキシル塩酸塩水和物を妊娠末期に長期に投与されていた妊婦において，低カルニチン血症を引き起こした例を報告している[6]。腎盂腎炎に対し，連続した84日間もセフカペンピボキシル塩酸塩水和物を服用した患者である。正常分娩であったが，新生児マス・スクリーニングで低カルニチン血症が判明した。ピボキシル基を有する抗生物質は，消化管吸収を促進するために，ピバリン酸がエステル結合されている。このピバリン酸はカルニチン抱合を受けて尿中へ排泄されるため，血清カルニチンが低下する。カルニチンは食物から供給されるが，ミトコンドリア内での脂肪酸のβ酸化に必須で，糖新生が行えず，低血糖を起こす可能性がある[7]。

━━━ 今回のケースでのアドバイス例 ━━━

　赤ちゃんに影響があるかを心配されて我慢されていたのですね。妊婦さんは，膀胱炎などの尿路感染症を起こしやすいのです。放っておくとお母さんのみならず赤ちゃんにも影響を及ぼすことがありますので，治療が必要です。現在，妊娠6カ月ですので，もう赤ちゃんの器官などはすでに形成されている時期です。また，赤ちゃんの生育についても特に問題は報告されていない薬ですので，しっかり服用していただいて，早く治すことが重要です。

2 抗生物質，鎮咳薬

妊婦への鎮咳薬の投与

鎮咳去痰薬の妊婦への投与について相談の多い薬を**表2**に示す。

鎮咳薬のカルボシステインは非常に頻用されている。この薬はもともと水溶性で，動物実験においても発生毒性は認められておらず，疫学的にも何ら

表2　妊婦からの相談が多い鎮咳去痰薬の特徴

<table>
<tr><th colspan="2">薬剤名</th><th>カルボシステイン</th><th>デキストロメトルファン臭化水素酸塩水和物</th><th>ジメモルファンリン酸塩</th></tr>
<tr><td colspan="2">妊娠・授乳サポートシステム事例登録数（2012～2018年末）</td><td>209件</td><td>172件</td><td>73件</td></tr>
<tr><td rowspan="9">薬剤情報</td><td>小児用薬用量設定，小児適応</td><td>小児適応あり</td><td>なし〔乳児（3カ月以上）適応のある配合シロップ剤あり〕</td><td>小児適応あり</td></tr>
<tr><td>剤形</td><td>経口剤</td><td>経口剤</td><td>経口剤</td></tr>
<tr><td>分子量</td><td>179.19ダルトン</td><td>370.32ダルトン</td><td>353.39ダルトン</td></tr>
<tr><td>分配係数</td><td>0.0</td><td>16.98</td><td>記載なし</td></tr>
<tr><td>脂溶性</td><td>水溶性</td><td>脂溶性</td><td>判断できない</td></tr>
<tr><td>蛋白結合率</td><td>0.0%</td><td>記載なし</td><td>記載なし</td></tr>
<tr><td>酸性/塩基性</td><td>両性</td><td>塩基性</td><td>塩基性</td></tr>
<tr><td>pKa</td><td>7.56</td><td>7.97</td><td>7.15</td></tr>
<tr><td>半減期（$T_{1/2}$）</td><td>1.6時間</td><td>3.6時間</td><td>記載なし</td></tr>
<tr><td rowspan="5">文献情報</td><td>添付文書</td><td>投与しないことが望ましい</td><td>治療上の有益性が危険性を上回ると判断される場合にのみ投与すること</td><td>治療上の有益性が危険性を上回ると判断される場合にのみ投与すること</td></tr>
<tr><td>FDA分類[*1]</td><td>収載なし</td><td>C</td><td>収載なし</td></tr>
<tr><td>オーストラリア分類[*2]</td><td>収載なし</td><td>A</td><td>収載なし</td></tr>
<tr><td>実践 妊娠と薬 第2版</td><td>1点（情報量+～++）</td><td>1点（情報量++）</td><td>1点（情報量+）</td></tr>
<tr><td>妊娠と授乳 改訂2版</td><td>情報不足</td><td>安全</td><td>情報不足</td></tr>
</table>

＊1　FDA分類：インタビューフォームⅩⅡ2.海外における臨床支援情報 または SafeFetus.com より引用。
＊2　オーストラリア分類：インタビューフォームⅩⅡ2.海外における臨床支援情報 または Prescribing medicines in pregnancy database（https://www.tga.gov.au/prescribing–medicines–pregnancy–database）より引用。

第1部 妊娠と薬

かの異常を示す報告はない。一方，デキストロメトルファンについては疫学的な検討がなされており，絶対過敏期にデキストロメトルファンを投与した妊婦の奇形発生率は，ベースラインリスクを上回るものではなかったことが報告されている[8]。ジメモルファンリン酸塩は，海外で使用されていないので，疫学的調査が行われていない。

Dr.の視点

　妊娠中の咳はつらいものである。つわりのある妊娠初期であれば，咳き込みと同時に嘔吐をしやすくなる。また，中後期では繰り返す咳で腹部が痛くなり早産が心配になることや，尿漏れの原因となって破水と紛らわしくなることがある。咳が止まらないと，「赤ちゃんに苦しい思いをさせるのでは…」と思われるかもしれないが，実際には咳をしたくらいの腹圧であれば，すぐに胎児に悪影響を与えるということは考えにくい。ただ，咳の原因がひどい喘息などであれば，呼吸困難により低酸素状態になって胎児に十分な酸素が届けられなくなる可能性も否定はできない。単なる感冒といいきれない経過であれば，呼吸器内科での胸部レントゲン写真撮影による評価や，耳鼻咽喉科などでの上気道への局所治療も考慮すべきある。

　先般，オウム病による妊娠女性の死亡例について報道された。症状は急激な発熱で，インフルエンザに似た症状から始まるとされる。同じく，母子ともに不幸な転帰をたどることの多い劇症型Ａ群レンサ球菌感染症も初めは感冒様症状である。いずれも非常にまれな疾患ではあるが，妊婦は重症化する傾向があり，早めの精査，速やかな抗菌薬投与開始が重要となる。

種村 光代（産科婦人科 種村ウィメンズクリニック 院長）

2 抗生物質，鎮咳薬

参考文献

1）出口隆：尿路感染症. Medical Practice, 30（9）：1586–1588, 2013

2）宮崎博章：婦人科 妊婦の無症状性細菌尿への対応. 日本医事新報, 4753：60, 2015

3）Bánhidy F, et al.：Pregnancy complications and birth outcomes of pregnant women with urinary tract infections and related drug treatments. Scand J Infect Dis, 39（5）：390–397, 2007

4）Czeizel AE, et al.：Use of cephalosporins during pregnancy and in the presence of congenital abnormalities：a population–based, case–control study. Am J Obstet Gynecol., 184（6）：1289–1296, 2001

5）Crider KS, et al.：Antibacterial medication use during pregnancy and risk of birth defects：National Birth Defects Prevention Study. Arch Pediatr Adolesc Med, 163（11）：978–985, 2009

6）Nasu T, et al.：Newborn hypocarnitinemia due to long–term transplacental pivalic acid passage. Pediatrics International, 56（5）：772–794, 2014

7）医薬品医療機器総合機構：PMDAからの医薬品適正使用のお願い NO.8, 2012年4月

8）Einarson A, et al.：The safety of dextromethorphan in pregnancy：results of a controlled study. Chest, 119（2）：466–469, 2001

（大津 史子）

第1部

妊娠と薬

第2章　代表的な薬の安全性と妊婦への対応

3　抗ウイルス薬

今回のケース

Cさん（27歳, 妊娠7週目）が内科の処方せんをもって来局された。処方内容は以下の通り。

オセルタミビルリン酸塩カプセル75mg	1回1カプセル
	1日2回　朝夕食後　5日分
アセトアミノフェン錠200mg	1回2錠　発熱時　5回分

Cさんの訴え　2日前より38.5℃の熱, 頭痛, 関節痛, 全身のだるさがあり, 今日かかりつけ医を受診したところ簡易検査でA型インフルエンザと診断されました。現在妊娠7週であることを先生に伝えましたが, お薬を飲む必要があるということでインフルエンザの薬と解熱薬を処方されました。でも大事な時期だから, お薬は飲まないほうがいいのではないかと思ってしまって…。

注目するポイントはここ！

薬を処方された妊婦の不安に応える場合に注目するポイントは4つ。❶妊娠の時期, ❷疾患のコントロールと薬の必要性, ❸薬の胎盤移行性, ❹薬の疫学的情報である。

❶妊娠の時期

妊娠7週（絶対過敏期）である。

❷疾患のコントロールと薬の必要性

妊婦は免疫力が低下しているため, 重症化を防ぎたい。胎児のためにも薬物治療は必要であり, 解熱薬も必要である。

❸ 薬の胎盤移行性

オセルタミビルリン酸塩の胎盤移行性についての情報は以下の通り(表1)。

- 分子量：410.40ダルトン
- 剤形：経口剤(乳児適応あり)
- 分配係数：0.54 [水溶性]
- 酸性／塩基性：塩基性(pKa 7.75)
- 蛋白結合率：未変化体≦50%，活性代謝物≦3%
- 活性代謝物の半減期：6.4時間

❹ 薬の疫学的情報

多くの疫学的情報で催奇形性との関連は認められていない。

今回のケースの考え方

❶ 妊娠の時期

妊娠週数は，最終月経開始日を0週0日とし，満日数で表現する。妊娠7週は絶対過敏期と呼ばれる時期(4〜7週)に含まれる。胎児の中枢神経，心臓，消化器，四肢などの重要な器官が発生・分化する時期のため，薬剤による催奇形性に対し最も注意が必要である。

❷ 疾患のコントロールと薬の必要性

妊娠中は母体環境が大きく変化し，免疫力が低下して易感染性となるため，インフルエンザ感染に伴って合併症や重篤な症状を呈するリスクが高い。世界保健機関(WHO)や米国疾病予防局(CDC)，日本産婦人科学会は，妊婦がインフルエンザを発症した場合，ノイラミニダーゼ阻害薬による適切な治療を行うよう推奨している。実際にインフルエンザ(H1N1)2009の流行期，米国において妊婦の入院率は一般集団と比較して高く[1]，また人口比率が1%の妊婦に対してインフルエンザ(H1N1)2009の死亡者の5%は妊婦であった[2]。

さらに，妊婦がインフルエンザに感染すると，自然流産，早産，低出生体重児，不当軽量児(small for gestational age)，胎児死亡が増加するという

第2章　代表的な薬の安全性と妊婦への対応

表1　妊婦からの相談が多い抗ウイルス薬の特徴

薬剤名		オセルタミビルリン酸塩	ザナミビル水和物	ラニナミビルオクタン酸エステル水和物
妊娠・授乳サポートシステム事例登録数（2012～2018年末）		72件	71件	85件
薬剤情報	小児用薬用量設定，小児適応	乳児適応あり	小児適応あり	小児適応あり
	剤形	経口剤	吸入剤	吸入剤
	分子量	410.40ダルトン	332.31ダルトン	490.55ダルトン
	分配係数	0.54	測定不可能	1
	脂溶性	水溶性	水溶性	中間
	蛋白結合率	未変化体 ≦50%活性代謝物 ≦3%	≦14%	未変化体 67～70%活性代謝物 ≦0.4%
	酸性/塩基性	塩基性	両性	判断できない
	pKa	7.75	約2.4（カルボキシル基）約13（グアニジノ基）	記載なし
	半減期（$T_{1/2}$）	活性代謝物6.4時間	2.56時間	未変化体 2.70時間活性代謝物 74.4時間
文献情報	添付文書	治療上の有益性が危険性を上回ると判断される場合にのみ投与すること	治療上の有益性が危険性を上回ると判断される場合にのみ投与すること	治療上の有益性が危険性を上回ると判断される場合にのみ投与すること
	FDA分類[*1]	C	C	収載なし
	オーストラリア分類[*2]	B1	B1	収載なし
	実践 妊娠と薬 第2版	1点（情報量+）	収載なし	収載なし
	妊娠と授乳 改訂2版	慎重[*3]	慎重[*3]	情報不足

＊1　FDA分類：インタビューフォーム ⅩⅡ2.海外における臨床支援情報 または SafeFetus.com より引用。
＊2　オーストラリア分類：インタビューフォーム ⅩⅡ2.海外における臨床支援情報 または Prescribing medicines in pregnancy database（https://www.tga.gov.au/prescribing-medicines-pregnancy-database）より引用。
＊3　薬によっては適応疾患がさまざまで，リスク・ベネフィットの判断がそれぞれの患者で異なる場合の評価。また，疫学情報で胎児への影響もまれながら存在することが示されているが，疾患自体の特質から考えて，妊娠中でも使用するのが一般的な薬も含まれる。

報告もある[3]。抗インフルエンザウイルス薬を発症から48時間以内に服用開始することで，発熱期間は1～2日間短縮され，ウイルス排出量も減少し，重症化を予防できるため，CDCは妊婦および分娩後2週間以内の褥婦には症

状出現後48時間以内のオセルタミビルまたはザナミビルによる治療を勧めている。したがって，妊婦だからという理由でノイラミニダーゼ阻害薬による薬物治療をためらうべきではない。

❸ 薬の胎盤移行性

胎盤移行性は他の細胞膜と同様，脂溶性やpH勾配などの物質透過と同じ概念をもち，一般的に，母体に投与された薬は単純拡散によって胎盤を通過する。オセルタミビルリン酸塩は，分子量は小さく蛋白結合率も低いが，水溶性薬剤であり，体内でエステラーゼにより活性代謝物に代謝されるため，さらに水溶性を示すようになる。そのため，胎盤移行は多くないと考えられる。医薬品インタビューフォームには，妊娠16日目のラットに20mg/kgを単回経口投与したところ，胎児への移行は少なく母体側血漿の1/2であったと記載されている。

❹ 薬の疫学的情報

オセルタミビルは1日2回，5日間服用する経口剤である。複数の症例および疫学調査において，妊娠中の服用による流産率や催奇形性は自然発生率を上回らないとされている。Granerらは，デンマーク，ノルウェー，スウェーデン，フランスの出生データベースを用いてノイラミニダーゼ阻害薬のコホート研究を実施している。2008年1月1日から2010年12月31日までに出生した合計約70万人の新生児を対象として，その母親の妊娠中のオセルタミビルもしくはザナミビルの曝露と妊娠転帰の関連を調査している。その結果，両薬剤の服用が，奇形をはじめとする何らかの異常が起こるリスクを上昇させることはなかったとしている[4]。

また，わが国では，妊娠初期にオセルタミビルを使用したことに関して，国立成育医療研究センター「妊娠と薬情報センター」または虎の門病院「妊娠と薬相談外来」を受診した妊婦の出産転帰が報告されている。

妊娠第1三半期にオセルタミビルを服用した90例の妊婦のうち1例（1.1%）に先天異常が認められたが，自然発生率の範囲内であったとされている[5]。

第2章　代表的な薬の安全性と妊婦への対応

ザナミビルは1日2回，5日間投与，ラニナミビルは単回投与する吸入剤であり，注射剤や経口剤より全身移行は少なく血中濃度が低いことから胎盤移行性は低いと考えられる。重症例または重症化が懸念される例では，母体救命のためにペラミビルの点滴静注を考慮していくべきであるが，安全性を検討できる情報は非常に限られている。

　本症例で抗インフルエンザウイルス薬とともに処方されたアセトアミノフェンは，妊婦に最も頻用されている解熱鎮痛薬である。使用経験が豊富であり大規模な疫学調査が行われているが，催奇形性との関連は見出されていない〔アセトアミノフェンについては，「解熱消炎鎮痛薬」の項（p.28〜）で言及しているので参照されたい〕。

　よって本患者には，オセルタミビルおよびアセトアミノフェンの服用により先天異常発生の頻度が上昇するとは考えられないことを説明し，胎児の安全のためにも早期から母体の治療を行い重症化を防ぐことが大切であると理解していただく必要がある。

　愛知県薬剤師会の妊娠・授乳サポート薬剤師が応需した相談事例のうち，妊婦からの相談が多かった抗ヘルペスウイルス薬を表2に示す。アシクロビルの妊娠初期使用については，複数の調査報告があり先天異常の発生率は上昇させないと考えられている。Pasternakらは，デンマークの80万人あまりの新生児を対象としたコホート調査を実施している[6]。母親の妊娠第1三半期の抗ウイルス薬（アシクロビル，バラシクロビル，ファムシクロビル）の曝露と妊娠転帰の関連を調査したところ，催奇形性のリスクを上昇させることはなかったとしている。

　アシクロビルのプロドラッグであるバラシクロビルは，水溶性が高く，胎盤も通過しにくいため，催奇形性のリスクを上昇させることはないと考えられている。ファムシクロビルはペンシクロビルのプロドラッグである。妊娠中の使用による情報は限定的であるが，水溶性で胎盤移行性は悪く，動物実験の生殖試験でも催奇形作用は認められていない。

　ビダラビンは注射剤と外用剤があるが，妊娠中の使用についての疫学研究はいずれも行われていない。外用剤については全身循環に移行する量は極め

3 抗ウイルス薬

表2 妊婦からの相談が多い抗ヘルペスウイルス薬の特徴

薬剤名		バラシクロビル塩酸塩	アシクロビル	ビダラビン
妊娠・授乳サポートシステム事例登録数（2012～2018年末）		29件	10件	15件
薬剤情報	小児用薬用量設定,小児適応	小児適応あり	小児適応あり	なし
	剤形	経口剤	経口剤	外用剤
	分子量	360.80 ダルトン	225.20 ダルトン	267.24 ダルトン
	分配係数	0.00467（pH4.2の値）	0.06	0.0077[*1]
	脂溶性	水溶性	水溶性	水溶性
	蛋白結合率	13.5～17.9%	9～33%	記載なし
	酸性/塩基性	塩基性	塩基性	塩基性
	pKa	7.47	9.35	3.7
	半減期（$T_{1/2}$）	2.96 時間[*1]（アシクロビルの値）	2.43時間	記載なし
文献情報	添付文書	治療上の有益性が危険性を上回ると判断される場合にのみ投与すること。	治療上の有益性が危険性を上回ると判断される場合にのみ投与すること。	治療上の有益性が危険性を上回ると判断される場合にのみ使用すること。
	FDA 分類[*2]	B	B	収載なし
	オーストラリア分類[*3]	B3	B3	収載なし
	実践 妊娠と薬 第2版	2点（情報量＋～＋＋）	2点（情報量＋＋～＋＋＋）	収載なし
	妊娠と授乳 改訂2版	安全	安全	情報不足

*1　DrugBank (http://www.drugbank.ca) より引用.
*2　FDA分類：インタビューフォーム ⅩⅡ 2.海外における臨床支援情報 または SafeFetus.com より引用。
*3　オーストラリア分類：インタビューフォーム ⅩⅡ 2.海外における臨床支援情報 または Prescribing medicines in pregnancy database (https://www.tga.gov.au/prescribing-medicines-pregnancy-database) より引用。

て少ないため，胎児への影響はほとんどないと考えられる。新生児ヘルペスは死亡例や後遺症例が多く，産道感染の予防が重要である。

　妊婦が性器ヘルペスを有する場合，抗ウイルス薬による治療が産道感染の予防や帝王切開率の低下につながり胎児および新生児のリスクを低下させるため，「産婦人科診療ガイドライン――産科編2017」では，妊娠初期ではアシクロビル軟膏の塗布，中期・後期では抗ウイルス療法として，アシクロビ

第2章　代表的な薬の安全性と妊婦への対応

ルまたはバラシクロビルの投与を推奨している[7]。

・―――――・今回のケースでのアドバイス例・―――――・

　このお薬は，すでに多くの妊婦さんが服用しており，胎児への影響はないと考えられています。そもそも，妊娠中は病気に対する抵抗力が落ち，インフルエンザになると高熱が持続するなど重症化する傾向があり，それによって胎児にも影響が出てしまう場合があります。妊娠中であってもインフルエンザ症状発現後48時間以内に抗インフルエンザ薬（オセルタミビル）の使用が勧められています。また，発熱時の解熱薬としては，アセトアミノフェンが妊娠中で最も安全と考えられています。お腹の赤ちゃんのためにも，指示通り服用して元気になってください。少しでも不安なことがあれば，何でもご相談ください。

Dr.の視点

　インフルエンザの多くは無治療でも1～2週間で自然治癒するが，妊婦の場合には乳幼児や高齢者と同様に重篤な合併症を起こしやすい。まずは罹患する前に，インフルエンザワクチン接種を考慮することが第一である。妊娠初期に接種しても胎児に異常が出る確率が高くなるというデータもないし，妊娠第3三半期に接種すれば，生まれた児の生後6カ月までのインフルエンザ罹患率も減少すると報告されているため，母児双方へのメリットが期待できる。

　妊娠中にインフルエンザに罹患してしまった場合は，慎重に経過をみていく必要がある。まず，インフルエンザウイルス自体の催奇形性は否定的だが，妊娠中の母体の高熱は胎児にとって好ましいものではない。しかしながら，特に妊娠後期には安易な解熱薬の使用は避けたい。もし使用する場合にはアセトアミノフェンを考慮する。抗インフルエンザ薬の使用も妊婦にとって有益性のほうが高い。タミフル，リレンザなどが

使用可能であり，症状が出てから早期に投与すれば重症化を減らせるか
もしれない。さらに，インフルエンザ患者との濃厚接触時の，妊婦への
抗インフルエンザ薬予防的投与も有益性が勝ると考えられるので，妊婦
からの質問があった場合には十分な情報提供が期待される。

種村 光代（産科婦人科 種村ウィメンズクリニック 院長）

参考文献

1) Mosby LG, et al.：2009 pandemic influenza A（H1N1）in pregnancy：a systematic review of the literature. Am J Obstet Gynecol, 205（1）：10–18, 2011
2) Siston AM, et al.：Pandemic 2009 influenza A（H1N1）virus illness among pregnant women in the United States. JAMA, 303（15）：1517–1525, 2010
3) Haberg SE, et al.：Risk of fetal death after pandemic influenza virus infection or vaccination. N Engl J Med, 368（4）：333–340, 2013
4) Graner S, et al.：Neuraminidase inhibitors during pregnancy and risk of adverse neonatal outcomes and congenital malformations：population based European register study. BMJ, 28；356：j629. doi：10.1136/bmj. j629, 2017
5) Tanaka T, et al.：Safety of neuraminidase inhibitors against novel influenza A（H1N1）in pregnant and breastfeeding women. CMAJ, 181（1–2）：55–58, 2009
6) Pasternak B, et al.：Use of acyclovir, valacyclovir, and famciclovir in the first trimester of pregnancy and the risk of birth defects. JAMA, 304（8）：859–866, 2010
7) 日本産科婦人科学会，日本産婦人科医会 編・監：産婦人科診療ガイドライン―産科編 2017

（水野 恵司）

第2章　代表的な薬の安全性と妊婦への対応

4 抗アレルギー薬

今回のケース

　Dさん（32歳，妊娠9週目）が内科の処方せんを持って来局された。処方内容は以下の通り。

> モメタゾンフランカルボン酸エステル水和物点鼻液50μg 56噴霧用
> 　　　　　　　　　　　　1瓶　1日1回　各鼻腔に2噴霧ずつ
> オロパタジン塩酸塩点眼液0.1%　10mL（2本）
> 　　　　　　　　1日4回　朝・昼・夕・就寝前　両目に1回1滴ずつ

Dさんの訴え　花粉症シーズンにはいつも市販の飲み薬を飲んでいますが，妊娠がわかったのでお医者さんに相談に行きました。薬なしで我慢しようかと思ったのですが，やっぱり花粉が飛び始めると鼻が詰まって苦しいし，目もかゆいです。安心できるお薬があるなら欲しくって…。先生には，飲み薬より点鼻剤や点眼剤のほうが安心だから，まずはこっちで試してみようって言われたんですが，どういうことでしょうか。

注目するポイントはここ！

　薬を処方された妊婦の不安に応える場合に注目するポイントは4つ。❶妊娠の時期，❷疾患のコントロールと薬の必要性，❸薬の胎盤移行性，❹薬の疫学的情報である。

❶妊娠の時期

　妊娠9週目（相対過敏期）である。

❷疾患のコントロールと薬の必要性

　患者が治療の必要性を訴えており，鼻症状については，特に妊婦は鼻炎

の症状が悪化するリスクが高いとされている。

❸ 薬の胎盤移行性

　モメタゾンフランカルボン酸エステルの胎盤移行性に関する情報は以下の通り。

- 分子量：539.44ダルトン
- 剤形：点鼻剤（小児適応あり）
- 分配係数：≧10,000
- 酸性／塩基性：―
- 蛋白結合率：99.0～99.5%
- 半減期：―
  ※鼻腔内投与時の全身吸収性は極めて低い（医薬品インタビューフォームより）

　オロパタジン塩酸塩の胎盤移行性に関する情報は以下の通り。

- 分子量：373.87ダルトン
- 剤形：点眼剤（経口剤で小児適応あり）
- 分配係数：2.0
- 酸性／塩基性：両性〔pKa_1：4.18（カルボキシル基），pKa_2：9.79（3級アミノ基）〕
- 蛋白結合率：54.7～55.2%（経口剤の医薬品インタビューフォームより）
- 半減期：3.1時間

❹ 薬の疫学的情報

　ステロイド点鼻剤の疫学的情報は少ないが，これまでの報告でモメタゾンフランカルボン酸エステルの点鼻投与に催奇形性は認められていない。

　オロパタジン塩酸塩点眼液の疫学的情報は見当たらず，経口剤でも同様に，妊婦における臨床研究は報告されていないようである。しかし，他の抗アレルギー薬の経口投与に関する研究において，明らかな催奇形性は認められていない。

今回のケースの考え方

❶ 妊娠の時期

　妊娠9週で，相対過敏期である。器官は少しずつ完成してきているが，口

第2章　代表的な薬の安全性と妊婦への対応

唇や口蓋，外性器などは形成が進んでいる。催奇形性にはまだ注意が必要な時期である。

❷ 疾患のコントロールと薬の必要性

　妊婦では，妊娠2〜5カ月に鼻閉など鼻の症状の悪化が認められることがある。妊娠中は自律神経系が副交感神経優位になると考えられており，妊娠モルモットやエストロゲン・プロゲステロン大量投与モルモットにおいて，α_1アドレナリン受容体数の減少，ムスカリン性アセチルコリン受容体の増加が認められている。また，妊娠中は胎児への血流確保のため循環血液量や体液量が増加し，鼻粘膜の浮腫を増悪させる。

　以上のように，複数の機序が鼻症状の悪化に関与していると推測されている[1]。鼻症状の悪化は不眠をもたらすなどして妊婦に精神的ストレスをかけ，また，眼症状も同様に影響すると考えられる。妊娠期のストレスは児にも影響する可能性が指摘されており[2]，症状の緩和は必要である。

　本事例では，患者本人も治療を希望しており，薬物療法を行う必然性はあると考える。また，薬物療法だけでなく，抗原を回避するためにマスクや眼鏡を着用させるなどの生活指導も重要である。

❸ 薬の胎盤移行性

① モメタゾンフランカルボン酸エステル

　モメタゾンフランカルボン酸エステルは脂溶性であり，分配係数も高く，胎盤を通過すると予測される。しかしながら，点鼻剤として使用した場合，体内にほとんど吸収されず，吸収されたとしても肝臓で分解されると考えられている。

　医薬品インタビューフォームには，複数の試験データに基づく推定値で絶対バイオアベイラビリティは0.2％未満と記載されている[3]。血液中に薬が移行しなければ，胎児まで薬は到達しない。医師が経口剤より点鼻剤を勧めたのはこのためと考えられる。

② オロパタジン塩酸塩

オロパタジン塩酸塩は，ヒトにおける胎盤移行性のデータは見当たらないが，ラットにおけるデータにて胎児内放射能濃度比0.18と胎児移行性は低かったとされる[4]。また，オロパタジン塩酸塩を経口剤として服用した場合に比べ，点眼剤として使用した際の血中濃度は明らかに低い（詳細なデータはp.184参照）。

そのため，経口剤と比較して全身曝露量が少ない点眼剤を勧めたと考えられる。ただし，薬の吸収量を少なくするためにも，点眼後に目頭を押さえるなど点眼液の正しいさし方を説明しておきたい。

4 薬の疫学的情報

① ステロイド点鼻剤

ステロイド点鼻剤の妊娠中の使用に関する疫学的情報は少ない。ただ，同じステロイド外用剤のうち，喘息患者への吸入ステロイド投与に関する報告はある程度得られており，日本アレルギー学会の「喘息予防・管理ガイドライン2018」[5]においても，妊娠中に使用しても安全と評価されている。したがって，吸入と点鼻で経路は異なるものの，微量のステロイドを外用したとしても児に影響をもたらす可能性は低いと考えられる。

● **海外のデータ**

ステロイド点鼻剤について調査した報告としては，Quebec Pregnancy Cohortのデータを利用した前向きコホート研究がある[6]。この調査はトリアムシノロン点鼻剤の安全性を評価するために実施されたものだが，その他のステロイド点鼻剤曝露についても調査されており，そのなかにモメタゾンフランカルボン酸エステルも含まれている。「その他のステロイド曝露群」を解析した結果，第1三半期の曝露は大奇形との有意な関連は認められず〔調整オッズ比（aOR）：0.99［95％信頼区間（CI）：0.87－1.14］〕，妊娠中の曝露と自然流産の間にも有意な関連は認めなかった（aOR：0.99［95％CI：0.89－1.11］）。

第2章　代表的な薬の安全性と妊婦への対応

● 国内のデータ

わが国におけるステロイド点鼻剤の報告として，虎の門病院における相談事例[7]があり，フルチカゾンプロピオン酸エステルを使用した23例中22例が健常児を出産している。また，ベクロメタゾンプロピオン酸エステルを絶対過敏期に使用した54例と相対過敏期に使用した2例は，いずれも健常児を出産している。

このように全身曝露量が少ないだけでなく，疫学的情報に鑑みても，モメタゾンフランカルボン酸エステルが児に対する明らかなリスク増加をもたらすとは考えにくい。

2 抗アレルギー薬点眼液

オロパタジン塩酸塩点眼液の疫学的情報は見当たらず，経口剤でもまとまった情報は得られていない。しかし，他の抗アレルギー薬を経口投与した症例の調査において催奇形性は認められていない。薬の全身曝露量がわずかであることと併せて考慮すると，オロパタジン塩酸塩点眼液が児に影響をもたらす可能性は低いと推測される。

●──── 今回のケースでのアドバイス例 ────●

妊娠9週目ということで，赤ちゃんの重要な器官の形成はある程度完了していますが，まだもう少し，赤ちゃんの体の形成が行われている時期が続きますので，赤ちゃんに影響の少ないお薬を選びたいですよね。今回は，点鼻剤や点眼剤が処方されています。これらの薬は，鼻や眼，その場で作用しますので，お母さんの血液中に薬の成分が入ることは，飲み薬に比べてはるかに少ないのです。血液中に薬がなければ，胎盤を通過して赤ちゃんに影響することはありません。そのため，「飲み薬より点鼻剤や点眼剤が良い」と説明されたのだと思います。点眼剤をさした後は目頭を押さえるなどしていただくと，より血液中への薬の移行を抑えられますので，使い方を説明しますね。

4 抗アレルギー薬

　愛知県薬剤師会の妊娠・授乳サポート薬剤師が応需した妊婦からの相談事例を集計したところ，抗ヒスタミン薬・抗アレルギー薬(表1)，花粉症に用いる外用剤(表2)で相談が多かった薬は，授乳婦からの相談が多い薬と同じだった(p.182，p.185参照)。

③ 経口剤

● ロラタジン

　抗アレルギー薬において疫学的情報が多いのはロラタジンおよびセチリジンである。セチリジンは，今回の集計では相談数の上位ではなかった。ロラタジンは，1995〜2001年のスウェーデンにおけるレジストリーデータの解析により尿道下裂のリスクが検出されたが，後のさらなる研究において偶然検出されたものだろうと否定されている[8]。

　このほか妊娠中のロラタジンの安全性を検討するために，催奇形性情報センター (TIS) の多施設共同研究が行われている[9]。この調査においてロラタジンに曝露した161例を追跡した結果，コントロール群と比較して大奇形の発生に有意差を認めず，生産率，在胎週数，分娩様式，出生時体重にも有意差は認められなかった。現在のところ，催奇形性などの児に対するリスクは認められておらず，疫学的情報から判断すると妊婦に使用しやすい薬である。

● フェキソフェナジン塩酸塩

　フェキソフェナジン塩酸塩は，ヒトにおける胎盤移行性は明らかではないが，ラットにおいて母体血漿中濃度の約1/2の濃度を示したとされる。疫学的情報は乏しく，Drugs in Pregnancy and Lactationにおいて，第2世代抗ヒスタミン薬ならばセチリジンまたはロラタジンが代替薬として考えられると記載されている[10]。

● クロルフェニラミンマレイン酸塩

　クロルフェニラミンマレイン酸塩は，古くから妊婦に用いられている薬である。ロラタジンやその他の抗ヒスタミン薬（クロルフェニラミンを含む）につ

第1部 妊娠と薬

55

第2章　代表的な薬の安全性と妊婦への対応

表1　妊婦からの相談が多い抗ヒスタミン薬・抗アレルギー薬の特徴

薬剤名		フェキソフェナジン塩酸塩	
妊娠・授乳サポートシステム事例登録数 （2012～2018年末）		79件	
薬剤情報	小児用薬用量設定，小児適応	小児適応あり	
	剤形	経口剤	
	分子量	538.12 ダルトン	
	分配係数	2.0	
	脂溶性	脂溶性	
	蛋白結合率	60～82%	
	酸性/塩基性	両性	
	pKa	pKa$_1$：4.25（カルボキシル基） pKa$_2$：9.53（ピペリジノ基）	
	半減期（T$_{1/2}$）	9.6時間	
文献情報	添付文書	治療上の有益性が危険性を上回ると 判断される場合にのみ投与すること。	
	FDA分類[*1]	C	
	オーストラリア分類[*2]	B2	
	実践 妊娠と薬 第2版	1点（情報量＋）	
	妊娠と授乳 改訂2版	情報不足	

[*1]　FDA分類：インタビューフォーム「XII 2. 海外における臨床支援情報」またはSafeFetus.comより引用。
[*2]　オーストラリア分類：インタビューフォーム「XII 2. 海外における臨床支援情報」またはPrescribing medicines in pregnancy database（https://www.tga.gov.au/prescribing-medicines-pregnancy-database）より引用。

いて調査した前向きコホート研究[11]では，その他の抗ヒスタミン薬に曝露した妊婦における先天異常発生率の増加は認めなかった。このうち，第1三半期にクロルフェニラミンに曝露した23例では先天異常児は0例であった。疫

4　抗アレルギー薬

ロラタジン	d−クロルフェニラミンマレイン酸塩
83件	77件
小児適応あり	小児適応あり （本成分を含む配合剤で小児適応あり）
経口剤	経口剤
382.88 ダルトン	390.86 ダルトン
12,000	7.94 (dl−クロルフェニラミンマレイン酸塩製剤より引用。pH6.8の値)
脂溶性	脂溶性
未変化体：96.8〜97.9% 活性代謝物：73.3〜75.6%	72%
塩基性	塩基性
5.2	9.2
未変化体：14.3時間 活性代謝物：14.5時間	7.9時間
治療上の有益性が危険性を上回ると判断される場合にのみ投与すること。	治療上の有益性が危険性を上回ると判断される場合にのみ投与すること。
B	B
B1	A
1点（情報量＋＋〜＋＋＋）	1点（情報量＋＋＋）
安全	安全

学的に明らかな児のリスク上昇は認めず，使用経験が豊富なため妊婦に対してよく処方される。ただし，第1世代抗ヒスタミン薬は鎮静性が強いため，患者の希望や就労状況，自動車運転の有無などを考慮して薬を選択したい。

表2 妊婦からの相談が多い，花粉症に用いられる外用剤の特徴

	薬剤名	モメタゾンフランカルボン酸エステル水和物	オロパタジン塩酸塩
	妊娠・授乳サポートシステム事例登録数（2012〜2018年末）	27件	28件
薬剤情報	小児用薬用量設定，小児適応	小児適応あり	小児適応あり（経口剤での適応）
	剤形	点鼻剤	点眼剤
	分子量	539.44 ダルトン	373.87 ダルトン
	分配係数	≧10,000	2.0
	脂溶性	脂溶性	脂溶性
	蛋白結合率	99.0〜99.5%	54.7〜55.2%（経口剤のIF[*1]より引用）
	酸性/塩基性	—	両性
	pKa	—	pKa₁：4.18（カルボキシル基）pKa₂：9.79（3級アミノ基）
	半減期（T₁/₂）	—	3.1時間
文献情報	添付文書	治療上の有益性が危険性を上回ると判断される場合にのみ投与すること。	治療上の有益性が危険性を上回ると判断される場合にのみ投与すること。
	FDA分類[*2]	C	収載なし
	オーストラリア分類[*3]	B3	B1
	実践 妊娠と薬 第2版	収載なし	1点（情報量±）
	妊娠と授乳 改訂2版	安全	安全

[*1] IF：医薬品インタビューフォーム
[*2] FDA分類：インタビューフォーム「XII 2．海外における臨床支援情報」またはSafeFetus.comより引用。
[*3] オーストラリア分類：インタビューフォーム「XII 2．海外における臨床支援情報」またはPrescribing medicines in pregnancy database (https://www.tga.gov.au/prescribing-medicines-pregnancy-database) より引用。

Dr.の視点

　抗アレルギー薬を必要とする妊婦・授乳婦というと，第一は今回の症例のような花粉症，アレルギー性鼻炎のケースかと思われる。妊娠・授乳中でなければ，最近ではドラッグストアで内服薬を購入して，通院せずに自己判断で対応している方が多いと思われるが，妊娠中ともなれば，薬はいけないと我慢していることも多い。花粉症ならば，その季節になればマスクや眼鏡をかけて妊婦健診に来るはずなので，医療者側からの積極的な声

かけが重要である。抗原を除去するための生活指導（外出を控え，マスクや眼鏡をかけ，手洗い・うがいを行うなど）をし，軽症例には点鼻や点眼などの外用剤処方でよいと思われるが，重症例では耳鼻科の受診も推奨する。

　花粉症以外では，アトピー性皮膚炎の増悪や妊娠性痒疹でのかゆみなども抗アレルギー薬の検討が必要だが，やはり，まずはステロイド外用剤の処方が第一選択となる。とくに妊娠性痒疹ではかなり激しいかゆみを訴えることが多い。他の皮疹との鑑別のため，重症例では皮膚科受診も促すべきだが，皮膚科では内服薬の処方を断られるケースもまれではない。外用のみでコントロール困難な症例には第1世代の抗ヒスタミン薬（クロルフェニラミン）も検討する。眠気については，日常生活や車の運転に注意するよう指導はするが，かゆみのせいで眠れない方も多いので，短期的な使用ではさして問題とならないことが多い。

種村 光代（産科婦人科 種村ウィメンズクリニック 院長）

参考文献

1) 米倉修二，他：妊娠とアレルギー性鼻炎．アレルギー，63（5）：661–668, 2014
2) 永岑光恵，他：妊娠期の母親のストレスが新生児の出生体重に及ぼす影響　唾液中コルチゾール値による予備的検討．日本心理学会第71回大会，2007
3) ナゾネックス点鼻液50μg インタビューフォーム（第8版，2018年8月改訂）
4) パタノール点眼液0.1% インタビューフォーム（第9版，2019年4月改訂）
5) 日本アレルギー学会喘息ガイドライン専門部会 監：喘息予防・管理ガイドライン2018，協和企画，2018
6) Bérard A, et al.：Intranasal triamcinolone use during pregnancy and the risk of adverse pregnancy outcomes. J Allergy Clin Immunol., 138（1）：97–104.e7, 2016
7) 林昌洋，他 編：実践 妊娠と薬 第2版，487–497，じほう，2010
8) Källén B, et al.：No increased risk of infant hypospadias after maternal use of loratadine in early pregnancy. Int J Med Sci., 3（3）：106–107, 2006
9) Moretti ME, et al.：Fetal safety of loratadine use in the first trimester of pregnancy：a multicenter study. J Allergy Clin Immunol, 111（3）：479–483, 2003
10) Briggs GG, et al.：Drugs in Pregnancy and Lactation；A Reference Guide to Fetal and Neonatal Risk 11th edition, Wolters Kluwer, 2017
11) Diav–Citrin O, et al.：Pregnancy outcome after gestational exposure to loratadine or antihistamines：a prospective controlled cohort study. J Allergy Clin Immunol, 111（6）：1239–1243, 2003

（酒井 隆全）

第2章 代表的な薬の安全性と妊婦への対応

5 喘息治療薬

今回のケース

　Eさん（28歳，女性），喘息にて治療継続中。いつもの内科の処方せんをもって来局した。処方内容は以下の通り。喘息コントロールは良好で，発作は月に1回程度あるかどうか。先月から治療薬は変わっておらず，デバイスの使用方法を確認したところ，吸入操作も正しくできており，使用に問題はなかった。しかし，どうも不安そうな様子であったので尋ねてみたところ，最近になって妊娠していることがわかり，現在10週目とのことであった。

サルメテロールキシナホ酸塩・
フルチカゾンプロピオン酸エステル配合吸入剤250 60吸入用　1個
　　　　　　　　　　　　　　　　1日2回吸入（1回1吸入）
サルブタモール硫酸塩エアゾール100μg　1本
　　　　　　　　　　　　　　　　発作発現時（1回2吸入）

Eさんの訴え　妊娠しているので，気管支喘息の治療薬はできれば使いたくないと思いながらも，発作が心配で使っています。喘息の症状は安定していて，たまにヒューヒューする程度です。でも先日，家族からステロイドは赤ちゃんに副作用が出るので危ないのではないか，と言われ不安になりました。大丈夫でしょうか？

注目するポイントはここ！

　薬を処方された妊婦の不安に応える場合に注目するポイントは4つ。❶妊娠の時期，❷疾患のコントロールと薬の必要性，❸薬の胎盤移行性，❹薬の疫学的情報である。

❶ 妊娠の時期

妊娠10週目（相対過敏期）である。

❷ 疾患のコントロールと薬の必要性

喘息の症状は一見安定しているように思われても，種々の要因をきっかけに喘息発作が起こる可能性はある。喘息発作が胎児および妊婦に及ぼす危険性を考えれば，喘息治療による発作のコントロールは必要と考えられる。

❸ 薬の胎盤移行性

フルチカゾンプロピオン酸エステル，サルメテロールキシナホ酸塩，サルブタモール硫酸塩の胎盤移行性についての情報は以下の通り。

①フルチカゾンプロピオン酸エステル

- 分子量：500.57ダルトン
- 剤形：吸入剤（小児適応あり）
- 分配係数：15,100［脂溶性］
- 酸性／塩基性：該当せず（IF[*1]：水にほとんど溶けない）
- 蛋白結合率：81〜95%
- 代謝物活性：なし
- 半減期：7.8時間[*2]

②サルメテロールキシナホ酸塩

- 分子量：603.75ダルトン
- 剤形：吸入剤（小児適応あり）
- 分配係数：100［脂溶性］
- 酸性／塩基性：塩基性（pKa 9.3）
- 蛋白結合率：98%以上
- 代謝物活性：データなし
- 半減期：5.5時間[*2]

③サルブタモール硫酸塩

- 分子量：576.70ダルトン
- 剤形：吸入剤（小児適応あり）
- 分配係数：0.007［水溶性］
- 酸性／塩基性：塩基性

第2章　代表的な薬の安全性と妊婦への対応

- 蛋白結合率：6〜8%
- 代謝物活性：代謝物の活性はイソプレナリンの1/2,000と報告されている (IF*1)
- 半減期：3.8時間*2

＊1　IF：医薬品インタビューフォーム
＊2　MMM 17th (Medications and Mothers' Milk 17th) より引用。

❹ 薬の疫学的情報

　フルチカゾンプロピオン酸エステルを含む吸入ステロイド薬を使用していた妊婦については，不当軽量児の発生頻度，先天異常の発現頻度ともに，一般の妊婦と比較して高くなかったと報告されている[1]。サルメテロールキシナホ酸塩使用妊婦に関するコホート研究では，先天異常のリスクの増大や，薬との関連が考えられる先天異常は認められていない[2]。サルブタモール硫酸塩については，催奇形性を疑わせる症例および疫学調査は報告されていない[3]。

今回のケースの考え方

❶ 妊娠の時期

　妊娠10週目は，相対過敏期である。生殖器の分化，口蓋の閉鎖が行われる時期であり，催奇形性にはまだ注意が必要である。

❷ 疾患のコントロールと薬の必要性

　妊娠中の喘息コントロールは，約1/3の妊婦では症状が悪化，約1/3の妊婦では改善し，残りは変化しないといわれている[4]。また，喘息が再燃することもある[5]。喘息コントロールの悪化や再燃は，妊娠中のホルモン分泌の変化にも起因するが，母親や医療従事者の薬物療法に対する不安により，薬物療法を中断したり，減薬したりすることが原因であることも少なくない。

　喘息発作は胎児の低酸素血症を来す恐れがあり，流産や胎児発育不全，脳障害の危険因子となる[6]。数％の患者で，分娩中あるいは出産後に発作を生じることもあるが，分娩前に喘息コントロールが良好であった場合には，重

篤な発作を生じる可能性は低い[6]。

　喘息コントロールの悪化や再燃は，早産や低体重児，周産期死亡などの妊娠転帰の悪化をもたらし，母親の子癇を増やすとされている。妊娠中の喘息コントロールが良好であれば，妊娠転帰の悪化や重篤な合併症の危険は少ないと考えられている。したがって，喘息コントロールは必須であることを，患者にしっかりと理解してもらうことが重要である。さらに，抗原を含む増悪因子を避けるようにし，心身の安静を図ってストレスを遠ざけることも重要である[6]。喫煙は妊婦にとって強い喘息難治化因子となるため[7]，できれば妊娠前からの禁煙を勧めたい。また，受動喫煙を避けることも非常に大切である。

❸ 薬の胎盤移行性

　フルチカゾンプロピオン酸エステルのヒトにおける胎盤移行性のデータは見当たらないが，脂溶性であり，分配係数も高く胎盤を通過すると予測される。しかし，吸入剤として使用した場合の母体血中濃度は低く，バイオアベイラビリティは吸入投与時16.6％（ディスカス製剤），経口投与時1％以下と低い[8]。

　サルメテロールキシナホ酸塩もヒトにおける胎盤移行性のデータは見当たらないが，脂溶性であり，分配係数も高く胎盤を通過すると予測される。しかしながら，吸入剤として使用した場合の母体血中濃度は低く，数時間後には定量下限濃度（25pg/mL）にまで下がる[8]。

　サルブタモール硫酸塩は，ラットにおけるデータで母体血漿中濃度の10％が胎仔血漿中に回収されたとあり，また，ヒト胎盤小葉を用いた *in vitro* の検討で12％移行したとある[9]。しかし，吸入剤使用後の母体血中濃度は低く，バイオアベイラビリティも低い（吸入投与時2.3％，経口投与時44％）[9, 10]。

❹ 薬の疫学的情報

① フルチカゾンプロピオン酸エステル

　フルチカゾンプロピオン酸エステルの疫学的情報は少ないが，喘息を合併し，妊娠中に吸入ステロイド薬を使用していた妊婦396例（フルチカゾンを吸入していた妊婦132例を含む）の出産結果が報告されている[1]。吸入ステロイ

ド薬を使用していた妊婦の児における不当軽量児の発生頻度は7.1％［95％信頼区間(CI)：5.0-10.1］と，一般の妊婦(10％)と比較して高くはなかった。また先天異常は4例(1％)に認められたが，発現頻度は一般の妊婦と比較して高くはなかった。わが国では，虎の門病院における相談事例の報告[11]があり，フルチカゾンプロピオン酸エステルを絶対過敏期に吸入した30例および相対過敏期に吸入した4例はいずれも健常児を出産している。また，妊娠中の吸入ステロイド薬使用患者における母体および胎児のホルモン濃度を検討した研究によると，胎児の副腎機能には影響を与えなかったことが報告されている[12]。

② サルメテロールキシナホ酸塩

サルメテロールキシナホ酸塩については，英国で行われた観察研究では，妊娠第1三半期にサルメテロールを使用した妊婦47例のうち46例が健常児を出産し，1例に先天異常(遺伝性のアースコグ症候群)が認められたが，薬との関連は否定的とされている[13]。

北米催奇形性情報提供サービス(OTIS)では，サルメテロール使用妊婦群126例について，前向きコホート研究を行っている。それによると，短時間作用型のβ_2刺激薬使用妊婦群91例，喘息治療を受けていない通常の妊婦群115例と比較して，先天異常のリスクの増大はみられない[2]。また，虎の門病院における相談事例[11]では，サルメテロールキシナホ酸塩を絶対過敏期に吸入で使用した12例および相対過敏期に使用した1例は，いずれも先天異常などのない健常児を出産している。

③ サルブタモール硫酸塩

サルブタモール硫酸塩は，1978年から発売され頻用されているが，妊婦に投与した場合の催奇形性を疑わせる症例および疫学調査結果は報告されていない[3]。サルブタモール硫酸塩の吸入剤を使用した妊婦129例を含むβ_2刺激薬使用患者を対象とした前向きコホート研究では，先天異常やそのほかの有害な転帰と薬の使用との有意な関連性は認められなかった[3]。また，National Institute of Child Health and Human Developmentが実施した喘息妊婦に

関するコホート研究において，喘息治療薬使用群と非使用群を比較したところ，有害な妊娠転帰（妊娠高血圧，早産，低出生体重，低成長，先天異常）は，いずれもベースラインリスクの範囲内であったことが報告されている[14]。虎の門病院における相談事例[11]では，サルブタモール硫酸塩を絶対過敏期に吸入で使用した40例中38例が先天異常などのない健常児を出産している。

　以上より，今回の妊婦の場合，喘息コントロールに使用されている薬は，世界的にも妊婦の喘息コントロールに利用されている薬であり，いずれもベースラインリスクを超えるリスクは報告されていない。また，ステロイドに関する不安についても，吸入ステロイド薬による胎児の副腎機能への影響は認めなかったとする報告がある。まずはこの点を説明し，薬の危険性よりも喘息発作の発症による胎児への影響が大きいことを理解してもらう必要がある。

•━━━今回のケースでのアドバイス例•━━━

　薬がお腹の赤ちゃんに影響しないかご心配なのですね。妊娠10週目の今の時期は，まだ体の形成が進んでいる時期なので，なるべく赤ちゃんに影響の少ない薬を選びたいですね。この薬はどちらも吸入剤で，お母さんの血液中に入る薬の量はとても少なく，胎盤を通過する薬の量はごくわずかと考えられます。世界的にも妊娠中の喘息患者さんに使われており，薬により催奇形性のリスクが高まったという報告はありません。ステロイドに不安をおもちのようですが，吸入ステロイド薬は赤ちゃんの副腎からのホルモン分泌に影響を与えなかったという報告もあります。薬の影響よりも，喘息が悪化したときの影響のほうが心配です。妊娠中の喘息の悪化により，早産や赤ちゃんの発育不全などのリスクが高くなるとわかっています。薬をきちんと使って喘息の症状を良い状態に保つことが今はとても大切です。

第2章　代表的な薬の安全性と妊婦への対応

4 その他の吸入ステロイド薬，吸入β₂刺激薬

　愛知県薬剤師会の妊娠・授乳サポート薬剤師が応需した妊婦からの相談事例を集計したところ，吸入ステロイド薬（表1），吸入β₂刺激薬（表2）で相談が多かった薬は授乳婦の場合と同じであった（p.191, p.192参照）。

　妊娠期の吸入ステロイド薬の使用に関する情報はブデソニドについて検討

表1　妊婦からの相談が多い吸入ステロイド薬

<table>
<tr><td colspan="2"></td><td>ブデソニド</td><td>フルチカゾンプロピオン酸エステル</td></tr>
<tr><td colspan="2">妊娠・授乳サポートシステム事例登録数（2012～2018年末）</td><td>85件</td><td>39件</td></tr>
<tr><td rowspan="8">薬剤情報</td><td>小児用薬用量設定，小児適応</td><td>小児適応あり</td><td>小児適応あり</td></tr>
<tr><td>剤形</td><td>吸入剤</td><td>吸入剤</td></tr>
<tr><td>分子量</td><td>430.53 ダルトン</td><td>500.57 ダルトン</td></tr>
<tr><td>分配係数</td><td>540（0.1w/v%の値）</td><td>15,100</td></tr>
<tr><td>脂溶性</td><td>脂溶性</td><td>脂溶性</td></tr>
<tr><td>蛋白結合率</td><td>90%</td><td>81～95%</td></tr>
<tr><td>酸性／塩基性</td><td>該当せず（IF[*1]：化学構造上解離基がない）</td><td>該当せず（IF[*1]：ほとんど水に溶けない）</td></tr>
<tr><td>pKa</td><td>—</td><td>—</td></tr>
<tr><td></td><td>半減期（T₁/₂）</td><td>2時間（終末相の値）</td><td>7.8時間[*2]</td></tr>
<tr><td rowspan="5">文献情報</td><td>添付文書</td><td>治療上の有益性が危険性を上回ると判断される場合にのみ投与すること。</td><td>治療上の有益性が危険性を上回ると判断される場合にのみ投与すること。</td></tr>
<tr><td>FDA分類[*3]</td><td>B</td><td>C</td></tr>
<tr><td>オーストラリア分類[*4]</td><td>A</td><td>B3</td></tr>
<tr><td>実践 妊娠と薬 第2版</td><td>1点（情報量++）</td><td>1点（情報量+）</td></tr>
<tr><td>妊娠と授乳 改訂2版</td><td>安全</td><td>安全</td></tr>
</table>

＊1　IF：医薬品インタビューフォーム
＊2　MMM 17th (Medications and Mothers' Milk 17th) より引用。
＊3　FDA分類：インタビューフォーム ⅩⅡ 2.海外における臨床支援情報 または SafeFetus.com より引用。
＊4　オーストラリア分類：インタビューフォーム ⅩⅡ 2.海外における臨床支援情報 または Prescribing medicines in pregnancy database (https://www.tga.gov.au/prescribing-medicines-pregnancy-database) より引用。

されたものが多い[15]。スウェーデンには国の出生データベースがあり，これを利用したコホート研究が実施されている。それによると，妊娠初期に喘息のためブデソニドの吸入剤を使用した2,014例中75例（3.8％）［95％CI：2.9-4.6］に先天異常が認められているが，これはベースラインリスクを超えるものではなかった[16]。また，2003年の追加調査を含めて多胎産，帝王切開率，出生児体重，出生時身長について検討した結果，ブデソニド吸入群で帝王切開率の上昇を認めたが，他の項目については有意な影響は認めなかったとしている[17]。

このほかにも妊娠初期のブデソニドの吸入使用と，胎児毒性や児の先天異常との関連はみられなかったとする複数のコホート調査，ケースコントロール研究が報告されており[11]，ブデソニドは妊娠期に最も使用しやすい吸入ステロイド薬と考えられている[15]。

β_2刺激薬のプロカテロール塩酸塩水和物を妊婦に使用した場合の安全性については，エビデンスの質の高い研究がされていない[11]。虎の門病院における相談事例[11]では，プロカテロール塩酸塩水和物を妊娠初期に内服した50例中49例および吸入で使用した32例は，先天異常などのない健常児を出産している。限られた情報ではあるが，国内における自然奇形発生率を上回る結果とは考えられない[11]。

同じくβ_2刺激薬のホルモテロールフマル酸塩水和物については，英国で行われた市販後調査において，妊娠第1三半期に使用していた31例の転帰が報告されている[18]。31例中3例は自然流産，3例は人工妊娠中絶を選択しており，出産に至った25例中5例は早産であったが，胎児の先天異常の危険度の上昇を示していない。また，カナダのケベック州の医療データベースを用いて，妊娠中のサルメテロールとホルモテロールの妊娠転帰への影響を調査した報告がある。それによると，低体重や低成長などの胎児への影響はなかったとしている[19]。

ツロブテロール貼付剤は，わが国と韓国で発売されているのみであり，妊娠中使用の安全性に関するエビデンスはないが，有効成分であるツロブテロールの経口剤と吸入剤（現在は発売されていない）は安全とされており，貼付剤

第2章　代表的な薬の安全性と妊婦への対応

表2　妊婦からの相談が多い吸入β₂刺激薬

		プロカテロール塩酸塩水和物	
妊娠・授乳サポートシステム事例登録数 （2012～2018年末）		20件	
薬剤情報	小児用薬用量設定，小児適応	小児適応あり	
	剤形	吸入剤（SABA[*1]）	
	分子量	335.83 ダルトン	
	分配係数	0.236（pH7.2）	
	脂溶性	水溶性	
	蛋白結合率	14.3～15.8%	
	酸性/塩基性	塩基性	
	pKa	pKa_1：7.35 pKa_2：9.37	
	半減期（$T_{1/2}$）	3.83時間 （経口剤での値）	
文献情報	添付文書	治療上の有益性が危険性を上回ると判断される場合にのみ投与すること。	
	FDA分類[*5]	収載なし	
	オーストラリア分類[*6]	収載なし	
	実践 妊娠と薬 第2版	1点（情報量±）	
	妊娠と授乳 改訂2版	情報不足	

＊1　SABA：短時間作用性β₂刺激薬
＊2　LABA：長時間作用性β₂刺激薬
＊3　DrugBank（https://www.drugbank.ca）より平均分子量を引用。

も問題ないと考えられている[6]。短時間作用性β₂刺激薬（SABA）のほうが歴史が古く安全性に関する情報も多いが，両者の薬理学的，毒物学的なプロファイルが類似していることから，長時間作用性β₂刺激薬（LABA）の安全性につ

5　喘息治療薬

	サルブタモール硫酸塩	ホルモテロールフマル酸塩水和物	サルメテロールキシナホ酸塩
	13件	39件	26件
	小児適応あり	なし	小児適応あり
	吸入剤（SABA[*1]）	吸入剤（LABA[*2]）	吸入剤（LABA[*2]）
	576.70 ダルトン	344.4049 ダルトン[*3]	603.75 ダルトン
	0.007（pH7.1）	2.6	100
	水溶性	脂溶性	脂溶性
	6〜8%	50%	≧98%
	塩基性	塩基性	塩基性
	記載なし	pKa_1：7.9 pKa_2：9.2	9.3
	3.8時間[*4]	8.5時間（終末相の値）	5.5時間[*4]
	治療上の有益性が危険性を上回ると判断される場合にのみ投与すること。	治療上の有益性が危険性を上回ると判断される場合にのみ投与すること。	治療上の有益性が危険性を上回ると判断される場合にのみ投与すること。
	C	C	C
	A	B3	B3
	2点（情報量++）	1点（情報量±〜+）	2点（情報量+〜++）
	安全	情報不足	情報不足

＊4　MMM 17th（Medications and Mothers' Milk 17th）より引用。
＊5　FDA分類：インタビューフォーム ⅩⅡ 2.海外における臨床支援情報 または SafeFetus.comより引用。
＊6　オーストラリア分類：インタビューフォーム ⅩⅡ 2.海外における臨床支援情報 または Prescribing
　　medicines in pregnancy database（https://www.tga.gov.au/prescribing-medicines-pregnancy-
　　database）より引用。

　いても同等であるとされている[15]。なお，β2刺激薬のなかには，サルブタ
モール，テルブタリン，フェノテロールなど早産予防のために使用されてい
る薬もある[15]。

Dr.の視点

　妊娠中の喘息の経過に関する報告は多数なされているが，妊娠中に増悪する者，変わらない者，軽快する者が1/3ずつ程度であるといわれている。また軽快例では妊娠の経過とともに徐々に改善するのに対し，増悪例では第3三半期に特に悪化しやすいともいわれるが，分娩時の発作は比較的まれである。

　喘息がコントロールされていない場合に，早産や低出生体重児などの妊娠合併症の増加が認められ，特に妊娠初期に喘息増悪を来した場合，先天異常のリスクが増加するとされている。しかし，その原因としては，喘息の治療薬の胎児への影響ではなく，むしろ喘息発作による母児の低酸素血症が問題となる。そして，妊娠中の喘息発作の誘因としては，アレルギー素因，感冒などの上気道感染症などにも注意を要するが，患者の治療中断や減薬による場合も数多く認められる。

　まずは禁煙指導，花粉やハウスダストの除去や上気道炎予防などの日常生活の指導，そして治療を継続することが母体にも胎児にも望ましいことを妊娠前から伝えておくことが重要である。喘息発作に対するβ_2刺激薬や吸入ステロイド薬の胎児への安全性は否定されるものではない。軽症例の多くではβ_2刺激薬の吸入のみで十分なことが多いが，頻回の発作を繰り返すケースでは発作予防の点からも吸入ステロイド薬の併用が推奨される。

種村 光代（産科婦人科 種村ウィメンズクリニック 院長）

参考文献

1) Namazy J, et al.：Use of inhaled steroids by pregnant asthmatic women does not reduce intrauterine growth. J Allergy Clin Immunol, 113 (3)：427–432, 2004

2) Jones KL, et al.：Salmeterol use and of pregnancy outcomes：a prospective multi-center study. J Allergy Clin Immunol, 109：S156, 2002

3) Schatz M, et al.：The safety of asthma and allergy medications during pregnancy. J Allergy Clin Immunol, 100 (3)：301–306, 1997

4) Gluck JC, et al.：The effect of pregnancy on the course of asthma. Immunol allergy Clin North AM, 26 (1)：63–80, 2006

5) Murphy VE, et al.：Asthma exacerbations during pregnancy；incidence and association with adverse pregnancy outcomes. Thorax, 61 (2)：169–176, 2006

6) 日本アレルギー学会喘息ガイドライン専門部会 監：喘息予防・管理ガイドライン2015, 協和企画, 2015

7) 谷口正実, 他：気管支喘息, 月刊薬事, 57 (13)：2145–2150, 2015

8) アドエアディスカス・エアゾール インタビューフォーム（第17版, 2019年3月改訂）

9) サルタノール インヘラー インタビューフォーム（第12版, 2019年4月改訂）

10) ベネトリン錠・シロップ インタビューフォーム（第6版, 2019年4月改訂）

11) 林 昌洋, 他 編：実践 妊娠と薬 第2版, じほう, 2010

12) Hodyl NA, et al.：Fetal Glucocorticoid-regulated Pathways Are Not Affected by Inhaled Corticosteroid Use for Asthma during Pregnancy. Am J Respir Crit Care Med, 183 (6)：716–722, 2011

13) Wilton LV, et al.：The outcomes of pregnancy in women exposed to newly marketed drugs in general practice in England. Br Obstet Gynaecol, 105 (8)：882–889, 1998

14) Schatz M, et al.：The relationship of asthma medication use to perinatal outcomes. J Allergy Clin Immunol, 113 (6)：1040–1045, 2004

15) 伊藤真也, 村島温子 編：薬物治療コンサルテーション 妊娠と授乳 改訂2版, 南山堂, 2014

16) Källén B, et al.：Congenital malformations after the use of inhaled budesonide in early pregnancy. Obstet Genecol, 93 (3)：392–395, 1999

17) Norjavaara E, et al.：Normal pregnancy outcomes in a populations-based study including 2,968 pregnant women exposed to budesonide. J Allergy Clin Immunol, 111 (4)：736–742, 2003

18) Wilton LV, et al.：A post-marketing surveillance study of formoterol (Foradil). Its use in general practice in England. Drug Saf, 25 (3)：213–223, 2002

19) Cossette B, et al.：Relative perinatal safety of salmeterol vs formoterol and fluticasone vs budesonide use during pregnancy. Ann Allergy Asthma Immunol, 112 (5)：459–464, 2014

（杉浦 尚子）

第2章　代表的な薬の安全性と妊婦への対応

6　消化器官用薬

今回のケース

　Fさん（34歳，妊娠30週目）が妊婦健診を受けた際に処方せんをもって来局した。処方内容は以下の通り。

> 酸化マグネシウム原末　1日2g　1日3回　毎食後　14日分
> ピコスルファートナトリウム水和物内用液0.75%　頓用
> 　　　　　　　　　　　　　　　　　　　1回10〜15滴

Fさんの訴え　妊娠前から便秘気味で，なるべく薬を飲まないように積極的に食物繊維を摂り，散歩をするなど気を付けてきたのですが，妊娠週数が進むにつれて，便が出る間隔が3〜4日間ほどになり，お腹の張りもひどくなってきました。いきむと赤ちゃんが出てきてしまいそうで不安です。今日，妊婦健診で先生に相談したら，「妊婦さんによく使う安心な薬だから，飲んでちゃんと排便したほうがいいよ」と薬を出してもらいました。でも，薬を使ってもお腹の児には影響ないのでしょうか？

注目するポイントはここ！

　薬を処方された妊婦の不安に応える場合に注目するポイントは4つ。❶妊娠の時期，❷疾患のコントロールと薬の必要性，❸薬の胎盤移行性，❹薬の疫学的情報である。

❶妊娠の時期

　妊娠30週目（妊娠後期）である。

❷疾患のコントロールと薬の必要性

　患者は食事や運動を心掛けてきたが排便困難を伴い，便秘によるお腹の

張りを訴えている。また，いきむことへの不安があり，このまま便秘が悪化するとそれが原因で痔になってしまう場合もあるため，薬による症状改善の必要性を認める。

❸ 薬の胎盤移行性
酸化マグネシウムの胎盤移行性についての情報は以下の通り。
- 分子量：40.30ダルトン
- 剤形：経口剤（小児適応なし）
- 分配係数：記載なし
- 酸性／塩基性：塩基性
- 蛋白結合率：30%
- 半減期：記載なし

　ピコスルファートナトリウム水和物の胎盤移行性についての情報は以下の通り。
- 分子量：499.42ダルトン
- 剤形：経口剤（内用液は6カ月以下の乳児に適応あり）
- 分配係数：記載なし
- 酸性／塩基性：酸性
- 蛋白結合率：記載なし
- 半減期：記載なし

❹ 薬の疫学的情報
　酸化マグネシウムの疫学的情報は少ないが，経験的に妊婦によく使用され，これまでに酸化マグネシウムの投与による催奇形性を報告したものは見当たらない。ピコスルファートナトリウム水和物の疫学的情報も限られているが，今のところ，催奇形性，胎児毒性を示す報告は見当たらない。

今回のケースの考え方

❶ 妊娠の時期
　妊娠30週（妊娠後期）で，奇形などの危険性は考えにくいが，お腹が大きく，お腹の張りを感じるようになり，体に負担のかかる時期である。

第2章　代表的な薬の安全性と妊婦への対応

② 疾患のコントロールと薬の必要性

　妊娠初期は，胎盤から分泌されるプロゲステロンの腸管平滑筋を弛緩させる作用により蠕動運動が低下し，また水分吸収が亢進され便中の水分量が減少する。さらに妊娠中・後期になると，子宮が大きくなることで胃や腸が持続的に圧迫され，腸管運動の低下を来す。妊娠による便秘の大部分は，腸管運動の緩慢による機能性便秘と考えられる。そのほかにも妊娠中のストレスからくる副交感神経が過緊張および運動不足も伴って腸管蠕動運動を低下させる[1, 2]。

　これらの理由から妊娠中の女性の約11～38%が便秘を経験すると推定されている[3]。今回のケースのように，食事，運動，生活習慣の見直しでも改善されない場合は，薬物治療が必要になってくる。また，便秘の継続により，過度のいきみから痔核の発症や増悪を来すため，早期の治療が必要とされる。

③ 薬の胎盤移行性

① 酸化マグネシウム

　酸化マグネシウムは腸内において重炭酸塩となり，腸内の浸透圧を高めて腸内腔へ水分を引き寄せ，腸内容物を軟化させるとともに，腸管内容物が膨張し，腸管に拡張刺激を与え，排便を促す作用をもつ塩類下剤である。マグネシウムイオンは容易に胎盤を通過するとされているが[4]，酸化マグネシウムは水に溶けにくく，消化管より吸収されにくいと考えられている[5]。津田らは，妊娠中の便秘に対して酸化マグネシウムを服用した妊婦の血中マグネシウム濃度を測定しており，有意な上昇を認めず，基準値範囲内であったと報告している[6]。マグネシウムはもともと血液中に存在するため，通常の血中濃度であれば胎児に影響するとは考えにくい。

② ピコスルファートナトリウム水和物

　ピコスルファートナトリウム水和物は，水溶性で胃・小腸では吸収されず，大腸で加水分解を受けて活性型となり，大腸の蠕動運動の亢進，大腸内の水分吸収抑制作用を示す大腸刺激性下剤である。活性体の大部分はそのまま糞

便中に排泄され，一部は吸収され肝臓でグルクロン酸抱合を受けると考えられている。

医薬品インタビューフォームには，血中濃度は定量限界値 $(0.5\mu g/mL)$ 以下で検出できなかったとあり [7]，血液中に薬が移行しなければ，胎児まで薬は到達しないため，胎児への移行はほとんどないと考えられる。また，大沼らの報告によると，ラットによる胎盤，子宮および羊膜に沿った部分の放射能濃度は，母獣の血中濃度とほぼ同じであり，胎仔への放射能分布は，全く観察されなかったとある [7]。

④ 薬の疫学的情報

酸化マグネシウムおよびピコスルファートナトリウム水和物は，ともにヒトでの疫学的情報が少ないが，催奇形性，胎児毒性，早流産のリスクを明確に示す疫学調査結果は報告されていない。妊婦の便秘において，一般的には塩類下剤が第一選択となり，それでも効果がない場合は，大腸刺激性下剤が使用される [8]。そのため，両者ともに臨床的に妊婦によく使用される薬であり，特に酸化マグネシウムは選択されることが多い [6]。虎の門病院での相談事例においては，ピコスルファートナトリウム水和物を妊娠初期に服用した31例中30例は奇形などのない健常児を出産したとある [9]。

以上より，Fさんに処方された薬が胎児に影響を与える可能性は低いと考えられる。今後，出産に向けて子宮がより大きくなり，便秘が助長されるため，薬に頼るだけではなく，引き続き食物繊維の多い野菜などを十分に摂り，規則正しい食事・排便習慣を心掛けるように指導する必要がある。

第2章　代表的な薬の安全性と妊婦への対応

─── 今回のケースでのアドバイス例 ───

妊娠30週ということで，催奇形性の問題はありませんが，出産に向けてお腹も大きくなり，さらに便秘がひどくなることも予想されます。無理ないきみや体への負担を避けるためにも薬の使用を考えてみましょう。

処方された2製剤はともに消化管で吸収されにくく，胎児まで薬は届かないため，影響はほとんどないと考えられています。実際に妊娠中・後期にも使用されており，使用事例からは胎児毒性や流早産の報告はなく健常児を出産しているとあります。指示された使用量を守り，規則正しい食事と排便習慣を心がけてください。

　愛知県薬剤師会の妊娠・授乳サポート薬剤師が応需した相談事例のうち，妊婦からの相談が多かった消化器官用薬を表に示す。酸化マグネシウムとピコスルファートナトリウム水和物以外で相談の多かった消化器官用薬について以下に述べる。

③ センノシドA・B

　胃および小腸から吸収されることなく，そのままの形で大腸に達し，腸内菌の作用で代謝されて瀉下作用を発現すると考えられている[10]。また，疫学的情報としてHungarian Case-Control Surveillance Systemを用いた，先天異常リスクの検討がある[11]。この検討では，ケース群（先天異常のあった群）の22,843例中506例（2.2％），コントロール群（先天異常のなかった群）の38,151例中937例（2.5％）の母親がセンナ治療を受けていた（調整オッズ比1.0［95％信頼区間：0.9-1.1］）。著者らは，センナ治療に先天異常のリスク増加との関連はないだろうと結論付けている。また，虎の門病院における相談事例では，妊娠初期にセンノシドを服用した136例中131例は奇形などのない健常児を出産しており，自然奇形発生率を上回る変化とは考えられないとしている[9]。ただし，添付文書では，妊婦または妊娠している可能性の

ある婦人には原則禁忌であり，子宮収縮を誘発して，流早産を起こす危険性があるので，大量に服用しないよう注意する旨が記載されている。

4 メトクロプラミド

　悪心および嘔吐は，妊娠中の女性の80％に起こる最も一般的な病状であり，ほとんどの場合は妊娠16週目までに改善されるが，最大20％で妊娠期間中に症状が持続する[12]。疫学的情報として，妊娠第1三半期にメトクロプラミドに曝露した28,486例の妊婦において，非曝露群113,698例と比べて有意な先天異常リスクの上昇は認めないという報告が得られている[13]。また，このほかにも同様の報告が複数得られている[14]。

　また，同種・同効薬としてドンペリドンがあるが，添付文書で妊婦または妊娠している可能性のある婦人には禁忌とされている。しかし，日本産科婦人科学会・日本産婦人科医会の「産婦人科診療ガイドライン──産科編2017」において，添付文書上のいわゆる禁忌の医薬品のうち，妊娠初期に妊娠していると知らずに服用・投与された場合（偶発的使用）でも，臨床的に有意な胎児リスク情報はないと判断してよい医薬品として挙げられている[15]。

5 ファモチジン

　ファモチジンは水溶性であり，胎盤移行率（臍帯静脈血中濃度／母体静脈血中濃度）は0.347±0.114と報告されている[16]。疫学的情報としては，欧州催奇形性情報提供サービス（ENTIS）の報告がある。この報告では，H_2遮断薬を服用した553例のほとんどは，妊娠第1三半期に服用しており，うち48例は妊娠全期にわたり服用していた。早産の発生率は，コントロール群と比較して高かったが，大奇形の発生率は増加しなかった。この553例中75例がファモチジンを使用しており2例に出生前診断で神経管欠損が確認されたが，ファモチジン服用との関連性は不明と考察されている[17]。

第2章　代表的な薬の安全性と妊婦への対応

表　妊婦からの相談が多い消化器官用薬

薬剤名		酸化マグネシウム	ピコスルファートナトリウム水和物	
妊娠・授乳サポートシステム 事例登録数 （2012～2018年末）		165件	55件	
薬剤情報	小児用薬用量設定 小児適応	なし	乳児適応あり	
	剤形	経口剤	経口剤	
	分子量	40.30ダルトン	499.42ダルトン	
	分配係数	記載なし	記載なし	
	脂溶性	判断できない	判断できない	
	蛋白結合率	30%	記載なし	
	酸性/塩基性	塩基性	酸性	
	pKa	記載なし	5.50	
	半減期（T$_{1/2}$）	記載なし	記載なし	
文献情報	添付文書	記載なし	治療上の有益性が危険性を上回ると判断される場合にのみ投与すること。	
	FDA分類[*3]	C	記載なし	
	オーストラリア分類[*4]	記載なし	記載なし	
	実践 妊娠と薬 第2版	記載なし	1点（情報量＋）	
	妊娠と授乳 改訂2版	安全	情報不足	

＊1　DrugBank (https://www.drugbank.ca) の実験値logP = 2.62より計算。
＊2　MMM 17th (Medications and Mothers' Milk 17th) より引用。
＊3　FDA分類：インタビューフォームⅫ「2.海外における臨床支援情報」またはSafeFetus.comより引用。
＊4　オーストラリア分類：インタビューフォームⅫ「2.海外における臨床支援情報」またはPrescribing medicines in pregnancy database (https://www.tga.gov.au/prescribing-medicines-pregnancy-database) より引用。

6 消化器官用薬

センノシドA・B	メトクロプラミド	ファモチジン
27件	66件	50件
なし	乳児適応あり	なし
経口剤	経口剤	経口剤
862.74 ダルトン	299.80 ダルトン	337.45 ダルトン
記載なし	416.9*1	0.15 (pH7)
判断できない	脂溶性	水溶性
記載なし	30%*2	19%
判断できない	塩基性	塩基性
記載なし	9.27	7.06
記載なし	4.7時間	3.05時間
治療上の有益性が危険性を上回ると判断される場合にのみ投与すること。 なお，投与した場合，子宮収縮を誘発して，流早産の危険性があるので，妊婦又は妊娠している可能性のある婦人には大量に服用しないよう指導すること。	治療上の有益性が危険性を上回ると判断される場合にのみ投与すること。	治療上の有益性が危険性を上回ると判断される場合にのみ投与すること。
C（センナの評価）	B	B
A（センナの評価）	A	B 1
1点（情報量＋）	1点（情報量＋＋～＋＋＋）	1点（情報量＋＋）
情報不足	安全	安全

第1部 妊娠と薬

第2章　代表的な薬の安全性と妊婦への対応

Dr.の視点

　妊娠中に便秘となる要因はさまざまだが，実際に便秘について相談されたり，薬の処方を希望されるのは，妊娠初期の妊婦さんが圧倒的に多い。急激なプロゲステロンの上昇により消化管の蠕動が低下して弛緩性便秘になりやすく，また，妊娠悪阻も重なって食欲低下，嘔気嘔吐のため食事や水分摂取が減少するので，さらに症状は悪化する。また，妊娠前からの常習性の便秘のために，薬の中止や変更の相談を受けることもまれではない。

　もちろん，食事や運動など生活習慣の指導は重要であるが，妊娠初期には切迫流産で安静を必要とする方もいるので，生活習慣の工夫といっても限界がある。また，便秘の結果，痔を発症したり，「便秘による腹痛や張りなのか，切迫流産なのか」と悩まれることも多い。第一選択としては，まず塩類下剤で対処し，改善しない場合には刺激性下剤のうちピコスルファートを処方することが多い。なお，妊娠初期に下腹痛を訴えて来院され，切迫流産か便秘かわれわれにも判断できないケースも多く，治療薬としてまずは子宮収縮抑制を優先して，子宮平滑筋収縮抑制薬のピペリドレート塩酸塩をいったん使用することもある。便秘は悪化する可能性はあるが，便通の具合を確認しつつ症状の経過を観察していくことになる。

種村 光代（産科婦人科 種村ウィメンズクリニック 院長）

参考文献

1) West L, et al.：Diagnosis and management of irritable bowel syndrome, constipation, and diarrhea in pregnancy. Gastroenterol. Clin. North Am, 21 (4)：793-802, 1992
2) Longo SA, et al.：Gastrointestinal conditions during pregnancy. Clin. Colon Rectal Surg, 23 (2)：80-89, 2010
3) Jewell DJ, et al.：Interventions for treating constipation in pregnancy. Cochrane Database Syst Rev, (2)：CD001142, 2001
4) マグセント注100mL 添付文書 第6版（2014年7月改訂）
5) Lindberg JS, et al.：Magnesium bioavailability from magnesium citrate and

magnesium oxide. J Am Coll Nutr, 9 (1)：48–55, 1990

6）津田弘之, 他：妊娠中の便秘に対する酸化マグネシウムの安全性, 有効性についての検討. 日本周産期・新生児医学会雑誌, 51 (3)：960–964, 2015

7）ラキソベロン内用液0.75% インタビューフォーム（第5版, 2010年4月改訂）

8）北川道弘, 他 編：妊婦・授乳婦のための服薬指導Q&A, 医薬ジャーナル社, 121–123, 2010

9）林昌洋, 他 編：実践 妊娠と薬 第2版, じほう, 627–632, 2010

10）Sasaki K, et al.：Metabolic Activation of Sennoside A in Mice. Planta Medica, 37(4)：370–378, 1979

11）Acs N, et al.：Senna treatment in pregnant women and congenital abnormalities in their offspring--a population-based case-control study. Reprod Toxicol, 28 (1)：100–104, 2009

12）Einarson A, et al.：Treatment of nausea and vomiting in pregnancy – an updated algorithm. 53 (12)：2109–2111, 2007 (http://www.motherisk.org/women/updatesDetail.jsp?content_id=875)

13）Pasternak B, et al.：Metoclopramide in pregnancy and risk of major congenital malformations and fetal death. JAMA. 310 (15)：1601–1611, 2013

14）林昌洋, 他 編：実践 妊娠と薬 第2版, じほう, 586–589, 2010

15）日本産科婦人科学会／日本産婦人科医会 編・監：産婦人科診療ガイドライン──産科編2017, 79–81, 2017

16）小林みどり, 他：帝王切開症例におけるファモチジンの胎児移行性と新生児への影響. 日本臨床麻酔学会誌, 10 (5)：466–472, 1990

17）Garbis H, et al.：Pregnancy outcome after exposure to ranitidine and other H2-blockers. A collaborative study of the European Network of Teratology Information Services. Reprod Toxicol, 19 (4)：453–458, 2005

（竹林 まゆみ）

第2章　代表的な薬の安全性と妊婦への対応

7　抗うつ薬

今回のケース

　Gさん（34歳）は1年半ほど前に流産を経験し，精神的に不安定となった。その後，心療内科でうつ病と診断され，以下の薬を服用中である。一時コントロールが悪くなり，増量されたことがあるが，ここ1年は現在の量でコントロールされている。今回も処方せんの通り，いつもの薬を渡そうとしたところ，何か話したそうである。

> 塩酸セルトラリン錠25mg　1回1錠　1日1回　夕食後

Gさんの訴え　生理がこないなと思って産婦人科を受診したら，妊娠していることがわかりました。今，2カ月だそうです。今度はちゃんと育てないと……。心療内科の先生に相談したら，今までのお薬は継続するようにと言われ，処方せんをもらいました。でも，赤ちゃんへの影響がとても心配になってきたんです。インターネットで調べると，いろいろ書いてあります。本当に，大丈夫でしょうか？

注目するポイントはここ！

　薬を処方された妊婦の不安に応える場合に注目するポイントは4つ。① 妊娠の時期，② 疾患のコントロールと薬の必要性，③ 薬の胎盤移行性，④ 薬の疫学的情報である。

① 妊娠の時期
　妊娠2カ月（5週目），絶対過敏期である。

② 疾患のコントロールと薬の必要性
　これまで継続して服用中である。急激な中断はうつ症状の悪化を招くと

考えられ，注意が必要である。

❸ 薬の胎盤移行性
塩酸セルトラリンの胎盤移行性についての情報は以下の通り。
- 分子量：342.69 ダルトン
- 剤形：経口剤（小児適応なし）
- 分配係数：700
- 酸性／塩基性：塩基性
- 蛋白結合率：98.4～98.6%
- 半減期：24.1 時間

❹ 薬の疫学的情報
塩酸セルトラリンの先天奇形および早産などの影響については，現在のところ否定的である。服薬によるリスクとともに，突然の中断によるうつ症状の悪化のリスク上昇を考慮する。

今回のケースの考え方

❶ 妊娠の時期

妊娠5週で，絶対過敏期である。この患者は流産を経験しており，うつ病発症のきっかけにもなっているので，胎児への影響を心配している。

❷ 疾患のコントロールと薬の必要性

うつ病は一般に女性に多く，男性の1.5～4倍ともいわれている[1]。年齢別でみると，日本では若年者に加え，中高年者でも頻度が高いことが報告されている[1]。気分障害は，女性は男性の約3倍多く，若年者（1～34歳）では高齢者（65歳以上）の約4.5倍多いとされている。特に女性は，月経前，周産期，更年期でのホルモンの変動に加え，結婚，妊娠，出産，育児といったライフイベントに伴う生活環境の変化も大きい。流産や離婚などの予期せぬイベントが危険因子になることもある[2]。したがって，妊娠前からうつ病治療をしている患者が多いことを念頭に置く必要がある。

第2章　代表的な薬の安全性と妊婦への対応

　一方，妊娠中に抗うつ薬を中断することによって症状が悪化したり，再発リスクが高まったりすることが知られている。Cohenらは，妊娠中の女性が，抗うつ薬を中断した場合と継続した場合の症状の悪化のリスクについて，前向きの縦断研究を行っている[3]。これによると，妊娠中に薬を中断した場合は，継続した場合に比べ悪化や再発リスクが約5倍と有意に高かった。またGroteらは，妊娠中のうつ病と早産，低体重児，胎児発育不全の関連についてメタアナリシスを行っており，妊娠中にうつ病のある場合は早産や低体重児が有意に多いとしている[4]。したがって，うつ病のコントロールは，妊婦にとっても子どもにとっても重要であると考えられる。

　また，中絶・流産・死産を経験した女性は，うつ，不安，罪悪感などの変調を引き起こす可能性が高いことが指摘されている[5]。「周産期メンタルヘルスコンセンサスガイド2017」においては，カウンセリングなどの心理的支援はエビデンスとしては不十分であるとしながらも，強く推奨している。

❸ 薬の胎盤移行性

　頻用されているSSRI，SNRI，NaSSAなどはいずれも脂溶性であり，胎盤をよく通過する。

❹ 薬の疫学的情報

　愛知県薬剤師会の妊娠・授乳サポート薬剤師が応需した相談事例のうち，妊婦からの相談が多かった抗うつ薬を表に示す。セルトラリンとパロキセチンについてのものが多く，最近ではミルタザピンの質問も増えている。

　疫学的な調査が最も多く行われているのはパロキセチンで，先天性心疾患のリスク増加についてさまざまな研究がされている。最近では，1966年から2015年に行われたパロキセチンを第1三半期に使用した場合の先天性心疾患のリスクについてのメタアナリシスがある[6]。これによると，パロキセチンを使用しない場合と比べ，大奇形で累積オッズが1.23，先天性心疾患で1.28といずれも有意な関連を認めている。またパロキセチン（25mg以上）と大奇形，先天性心疾患には用量依存性の関連があることも指摘されており，同薬の妊

妊娠中の使用は控えるべきとされている[6]。ただし，妊娠前からパロキセチンを使用していて妊娠がわかったような場合，急な中断は病状を悪化させる可能性もある。また，通常の妊娠においてもベースラインリスクとして3〜5%の奇形がある。先ほどの報告では，パロキセチンの大奇形のオッズ比は1.23であった。そこで，発生率が低い場合，オッズ比と相対リスクは近い値をとるため，パロキセチンの大奇形の絶対リスクを擬似的にイメージしてみると，通常100人に3〜5人の先天奇形のリスクが1.23倍であるから，3.7〜6.2人になる可能性があるという意味となる。このイメージをよく理解してもらう必要がある。

　セルトラリンについてもいくつかの観察研究がされており，カナダのケベック州における妊婦のレジストリを利用したコホート研究は複数行われている。最新の研究では，ケベック州においてうつ病または不安の診断を受けたすべての妊婦のうち，出産前12カ月間に抗うつ薬に曝露していた妊婦を対象とした報告がある[7]。第1三半期にSSRI，SNRI，TCA，その他の抗うつ薬を服用した群と非治療群を比較し，大奇形および臓器奇形の発生を観察している。その結果，主要な先天奇形の発生率は非治療群が11.1%なのに対し，SSRI群が12.0%，SNRI群が12.3%，TCA群が13.4%，その他の抗うつ薬が10.9%で，いずれも非治療群と比較して有意な違いはなかった。

　臓器別の個別薬剤による検討では，パロキセチンは先天性心疾患でオッズ比が1.45で有意であったが，セルトラリン，フルボキサミンなどのその他の抗うつ薬は有意な関連はなかった。なおシタロプラムにおいて，大奇形，筋骨格系の先天異常，頭蓋骨癒合が非治療群に比較して有意に多かった。SNRIは先天異常のリスク増加はなかったが，ベンラファキシンについては，呼吸器系の先天異常との有意な関連が報告されている（オッズ比2.17）。ミルナシプラン，デュロキセチンは，研究報告自体が少ない。

　NaSSAであるミルタザピンは，31の文献レビューで，同薬に曝露された母親から生まれた390人の新生児を観察しているが，奇形リスクの増加は認められなかったとしている[8]。

　そのほか，抗うつ薬を服用している母親から生まれた児の発達障害や自閉症スペクトラム障害の関連については，明確な影響は不明である。先天的な

第2章 代表的な薬の安全性と妊婦への対応

表 妊婦からの相談が多い抗うつ薬

	薬剤名	パロキセチン塩酸塩水和物	セルトラリン塩酸塩	
	妊娠・授乳サポートシステム事例登録数（2012〜2018年末）	17件	21件	
薬剤情報	小児用薬用量設定, 小児適応	なし	なし	
	剤形	経口剤	経口剤	
	分子量	374.83 ダルトン	342.69 ダルトン	
	分配係数	3.38	700	
	脂溶性	脂溶性	脂溶性	
	蛋白結合率	約95%（100ng/mL）約93%（400ng/mL）	98.4%（20ng/mL）98.6%（100ng/mL）98.5%（200ng/mL）	
	酸性/塩基性	塩基性	塩基性	
	pKa	約9.9	8.9	
	半減期（$T_{1/2}$）	14.35 時間	24.1 時間	
文献情報	添付文書	治療上の有益性が危険性を上回ると判断される場合にのみ本剤の投与を開始すること。また，本剤投与中に妊娠が判明した場合には，投与継続が治療上妥当と判断される場合以外は，投与を中止するか，代替治療を実施すること。	治療上の有益性が危険性を上回ると判断される場合にのみ投与すること。	
	FDA分類[*3]	D	C	
	オーストラリア分類[*4]	D	C	
	実践 妊娠と薬 第2版	3点（情報量++〜+++）	2点（情報量++〜+++）	
	妊娠と授乳 改訂2版	慎重	慎重	

＊1 ルボックス錠医薬品インタビューフォームより引用。
＊2 デプロメール錠医薬品インタビューフォームより引用。
＊3 FDA分類：インタビューフォーム XII「2.海外における臨床支援情報」または SafeFetus.com より引用。

7　抗うつ薬

フルボキサミン マレイン酸塩	エスシタロプラム シュウ酸塩	デュロキセチン 塩酸塩	ミルタザピン
9件	7件	13件	15件
8歳以上で 小児適応あり	なし	なし	なし
経口剤	経口剤	経口剤	経口剤
434.41 ダルトン	414.43 ダルトン	333.88 ダルトン	265.35 ダルトン
18（pH7）	2511.9 （logP＝3.4より計算）	37.8	1819.7 （logP＝3.26より計算）
脂溶性	脂溶性	脂溶性	脂溶性
70〜76%[*1] 約81%[*2]	55.4%	97〜99%	85%
両性	塩基性	塩基性	判断できない
pKa_4：1.8 pKa_2：6.1 pKa_3：8.5	9.5	8.1	pKa_1：3.71 pKa_2：7.62
9.83時間	27.7時間（EM[*5]群） 51.2時間（PM[*6]群）	10.56時間 （β相の値）	31.7時間
投与しないことが望ましい。また，投与中に妊娠が判明した場合は投与を中止することが望ましい。	治療上の有益性が危険性を上回ると判断される場合にのみ投与すること。	治療上の有益性が危険性を上回ると判断された場合にのみ投与すること。	治療上の有益性が危険性を上回ると判断される場合にのみ投与すること。
C	C	C	C
C	C	B3	B3
1点（情報量＋）	記載なし	記載なし	記載なし
慎重	慎重	慎重	慎重

＊4　オーストラリア分類：インタビューフォーム XII「2.海外における臨床支援情報」または Prescribing medicines in pregnancy database（https://www.tga.gov.au/prescribing-medicines-pregnancy-database）より引用。
＊5　EM：Extensive Metabolizer
＊6　PM：Poor Metabolizer

第1部　妊娠と薬

第2章　代表的な薬の安全性と妊婦への対応

神経行動的な異常は，遺伝的素因，出生後の育児環境，うつ病などの疾患自体の影響など，調整する必要のある因子が多いためと考えられる。

　また，抗うつ薬の服用と新生児不適応症候群(poor neonatal adaptation syndrome：PNAS)についても注意を払う必要がある。PNASは，胎盤を通過した抗うつ薬の影響で新生児に振戦や嗜眠，筋緊張低下または亢進，睡眠障害，啼泣異常，易刺激性，無呼吸発作，多呼吸，下痢，嘔吐，哺乳不良，痙攣などがみられる状態である[9]。SSRI，SNRI，NaSSAのいずれでも起こることが報告されている。妊婦が抗うつ薬を長期間服用していると，分娩によりその曝露が中断されて離脱症状が起こり，また抗うつ薬の直接作用による症状もみられる。これらを総称して新生児薬物離脱症候群としている[10]。

　SSRI胎内曝露によるPNASの発症頻度および臨床症状をみたコホート研究によると，胎内曝露群の30%がPNASを発症すると報告されている[11]。症状のピークは出生後48時間以内にみられるため，母親がSSRI治療を受けている場合には，生後少なくとも48時間は新生児を慎重に監視しなければならない。また，この研究ではパロキセチン曝露児のみを対象に用量との関連を調査しているが，高用量のパロキセチンの使用とPNASの間に有意な関係が報告され，母親の服用量が20mg未満では症状はみられなかった。

　そのほか新生児遷延性肺高血圧症と抗うつ薬曝露との関連も指摘されている。しかし種々の検討結果を総じても，その絶対リスクは1%未満とされている[10]。

━━━━━●今回のケースでのアドバイス例●━━━━━

　つらい経験をされたんですね。赤ちゃんのためにも，お母さんの気持ちのコントロールは重要だといわれています。急にお薬をやめたりすると，症状が悪化したり，再発したりしやすくなります。また，うまくコントロールできていないと，赤ちゃんの発育にも影響することが知られています。また，今まで飲んでこられたお薬は，赤ちゃんの器官形成への影響は，通常の妊娠で起こるレベルを大きく超えるものではありません。不安なお気持ちをぜひ，お話しください。サポートさせていただきます。

Dr.の視点

　日本の妊産婦死亡の原因の1位は自殺で，出産時の出血などによる妊産婦死亡率の2倍にも及ぶ．また出産後の自殺は，産後うつに罹患していた方によるものも少なくない．妊娠により薬を中断してしまったケースもあるだろうが，産後うつは通常のうつ病よりも罹患率が高いことが知られている．

　SSRIなどの抗うつ薬による治療の安全性と有益性は高いが，向精神薬の催奇形性や胎児毒性を完全に否定できるわけではなく，妊婦・授乳婦にはやはり慎重投与が必要である．しかし，ただでさえ妊娠初期の不安定な時期に，偶発的な妊娠による胎児への向精神薬の影響について十分な理解を得たり，薬の調整をしたりするのは困難を極める．急な自発的断薬，あるいは妊娠継続自体を絶望視することにもなりかねない．まずは薬物療法を行わないことの胎児や乳幼児への影響も考慮し，それを説明して治療や妊娠を諦めないことが大切である．

　一方で，ベンゾジアゼピン系抗不安薬の漫然とした長期継続や適応外使用，多剤併用は，妊娠を考慮する若年世代の女性にも少なくない．妊娠してから慌てるのではなく，妊娠する前に減薬や変更の可能性を検討するべきだ．妊娠チャレンジに向けてのカウンセリング，妊娠後の速やかな専門医の介入など，今後の検討課題は多い．

種村 光代（産科婦人科 種村ウィメンズクリニック 院長）

参考文献

1) 川上憲人：世界のうつ病，日本のうつ病―疫学研究の現在．医学のあゆみ，219 (13)：925-929, 2006
2) 岡野禎治：うつ病．薬局，64 (5)：1733-1738, 2013
3) Cohen LS, et al.：Relapse of Major Depression During Pregnancy in Women Who Maintain or Discontinue Antidepressant Treatment. JAMA, 295 (5)：499-507, 2006
4) Grote NK, et al.：A meta-analysis of depression during pregnancy and the risk of preterm birth, low birth weight, and intrauterine growth restriction. Arch Gen Psychiatry, 67 (10)：1012-1024, 2010

第2章　代表的な薬の安全性と妊婦への対応

5）日本周産期メンタルヘルス学会：CQ4 中絶・流産・死産を経験して精神的に変調を認め
　　た際の対応は？ 周産期メンタルヘルス コンセンサスガイド2017, 2017
　　（http://pmhguideline.com/consensus_guide/consensus_guide2017.html）

6）Bérard A：The risk of major cardiac malformations associated with paroxetine use
　　during the first trimester of pregnancy：a systematic review and meta-analysis. Br
　　J Clin Pharmacol, 81（4）：589-604, 2016

7）Bérard A：Antidepressant use during pregnancy and the risk of major congenital
　　malformations in a cohort of depressed pregnant women：an updated analysis of
　　the Quebec Pregnancy Cohort. BMJ Open, 7（1）：e013372, 2017

8）Smit M, et al.：Mirtazapine in pregnancy and lactation：A systematic review. Eur
　　Neuropsychopharmacol, 26（1）：126-135, 2016

9）渡邉央美：SSRI, SNRI, NaSSA. 薬局, 64（5）：1689-1695, 2013

10）厚生労働省：重篤副作用疾患別対応マニュアル 新生児薬物離脱症候群, 2010

11）Levinson-Castiel R, et al.：Neonatal abstinence syndrome after in utero exposure to
　　selective serotonin reuptake inhibitors in term infants. Arch Pediatr Adolesc Med,
　　160（2）：173-176, 2006

（大津 史子）

第2章　代表的な薬の安全性と妊婦への対応

8　睡眠薬

今回のケース

　Hさん（22歳）は，半年前に不眠を訴えて近所の内科医を受診し，下記処方せんを持参した患者である。その後も受診を続け，定期的に来局されていた。処方薬は毎晩の服用を続けていたとのことであるが，今回，妊娠が判明したため，相談のために来局された。

> エチゾラム錠1mg　1回1錠　1日1回　就寝前　28日分

Hさんの訴え　将来的には子どもが欲しいと考えていたため，妊娠したこと自体はポジティブに捉えようと思っています。ただ，薬の情報をインターネットで調べてみたら，奇形児が増えると書いてあって，怖くなってしまいました。今，妊娠5週目です。

注目するポイントはここ！

　薬を処方された妊婦の不安に応える場合に注目するポイントは4つ。❶ 妊娠の時期，❷ 疾患のコントロールと薬の必要性，❸ 薬の胎盤移行性，❹ 薬の疫学的情報である。

❶ 妊娠の時期

　妊娠5週目（絶対過敏期）である。

❷ 疾患のコントロールと薬の必要性

　これまで薬を継続して服用してきた患者である。急激な中断は，反跳性不眠や離脱症状を招くと考えられ，注意が必要である。

第1部　妊娠と薬

第2章　代表的な薬の安全性と妊婦への対応

❸ 薬の胎盤移行性

エチゾラムの胎盤移行性についての情報は以下の通り。

- 分子量：342.85ダルトン
- 剤形：経口剤（小児適応なし）
- 分配係数：354
- 酸性／塩基性：判断できない
- 蛋白結合率：93%
- 半減期：6.3時間

❹ 薬の疫学的情報

ベンゾジアゼピン系薬剤における先天異常に関するコホート研究のメタアナリシスの結果からは，先天異常との関連性を認めないとする見解が得られている。エチゾラム自体の疫学的情報は少ないが，虎の門病院における相談事例の解析では先天異常の増加は認められていない。しかし，先天異常以外で注意すべき有害事象との関連が見出されてきている。

今回のケースの考え方

❶ 妊娠の時期

妊娠5週で，絶対過敏期である。催奇形性には特に注意が必要な時期である。

❷ 疾患のコントロールと薬の必要性

日本人における不眠症の疫学調査として，一般人口の21.4%に不眠があるという報告があり[1]，妊娠がわかったときに睡眠薬を飲んでいる患者は珍しくない。妊娠中の不眠症状や短時間睡眠はうつ病との関連性も認められており[2]，ほかにも在胎不当過大児（Large for Gestational Age）との関連性も認められるなど[3]，妊娠転帰にも影響しうることが報告されている。したがって，治療的介入が必要と考えられる。妊婦において，不眠症に対する認知行動療法が第一選択とみなされているが，認知行動療法が無効な場合または利用できない場合に薬物療法が考慮される[4]。薬の必要性については，主治医を交えて今一度慎重に検討するべきである。

8　睡眠薬

一方で，薬の急激な中断は反跳性不眠や離脱症状を招くと考えられ，安易な服薬中止は推奨されない。妊娠中のベンゾジアゼピン系薬のやめ方について画一的な方法は示されておらず[5]，個々の患者に合わせた対応が必要とされる。

3 薬の胎盤移行性

エチゾラムは脂溶性であり，分配係数も高く胎盤を通過すると予測される。ヒトにおけるデータは見当たらないが，動物実験において^{14}C-エチゾラムを投与したところ胎児，胎盤への放射能の移行が認められている[6]。

4 薬の疫学的情報

エチゾラム錠の添付文書には「妊娠中に他のベンゾジアゼピン系薬（ジアゼパム）の投与を受けた患者の中に奇形を有する児等の障害児を出産した例がコントロール群と比較して有意に多いとの疫学的調査報告がある」と記載されており，今回のケースで患者が目にしたのはこの情報だと思われる。ベンゾジアゼピンの先天異常リスクに関する検討は古くから行われており，以前に口唇口蓋裂との関連性が疑われていた時期があった。1998年にDolovichらが発表したメタアナリシスにおいて，大奇形全体と口唇口蓋裂は症例対照研究を対象とした分析では統計学的に両者ともに有意なリスク増加が認められた一方，コホート研究を対象とした分析では有意差を認めなかった[7]。この結果から，過去に疑われていた先天異常リスクは研究デザインの違いが原因であったとされ，エビデンスの質の高いコホート研究の分析結果が支持されることとなった。また，2011年にはEnatoらがさらにアップデートしたメタアナリシスを報告しており，合計100万回以上の妊娠を調査対象とした9個の研究を統合した結果でも先天異常のオッズ比は1.07（95%信頼区間：0.91-1.25）とリスク上昇を認めない結果となった[8]。このようにベンゾジアゼピン系薬全体としては，先天異常リスクは認められておらず，もしリスクが存在したとしてもごくわずかであると考えられる。

ただし，エチゾラムは国内ではよく使用されるものの，海外では承認され

第1部

妊娠と薬

第2章　代表的な薬の安全性と妊婦への対応

ている国は限られており[9]，海外における検討ではエチゾラム使用例はほとんど含まれていない。今後，日本でのみ多く使用される薬におけるエビデンスのさらなる集積が望まれるが，現時点における疫学的情報としては，虎の門病院における相談事例の解析がある。器官形成期にエチゾラムを服用した224名の妊婦を調査した結果，先天異常のオッズ比は0.77（95％信頼区間：0.24−2.42）となり，有意なリスク上昇を認めなかったと報告している[10]。以上より，エチゾラムによって先天異常のリスク上昇が認められる可能性は低いと考えられる。

　先天異常以外の児への影響については，代表的なものとして新生児薬物離脱症候群が挙げられる。胎盤を通して胎児に薬が曝露することにより，出生児に傾眠，興奮時の振戦，易刺激性などの神経症状，嘔吐や下痢などの消化器症状，発熱や多汗の自律神経症状が発症する。重篤な症状として，無呼吸発作や痙攣が出現する場合もある[11]。発生機序から移行した薬による「薬物中毒（neonatal depression）」と，薬の消失に伴い生後48時間以内に観察される「薬物離脱（withdrawal）」に分けられる。症状は通常一過性で，後遺症なく軽快することが多いため，新生児薬物離脱症候群を理由に薬物療法を中止する必要はないと考えられている[12]。

　このほか，英国の国立医療技術評価機構（NICE）がコホート研究のメタアナリシスを行っている。その結果，在胎週数や出生体重，吸引分娩・鉗子分娩にはリスク上昇を認めなかった一方，帝王切開（オッズ比1.52［95％信頼区間：1.27−1.81］），流産（オッズ比1.83［95％信頼区間：1.19−2.82］），児の呼吸器疾患（オッズ比1.26［95％信頼区間：1.04−1.52］）にわずかなリスク増加が観察されている[13]。

　日本周産期メンタルヘルス学会が作成した「周産期メンタルヘルスコンセンサスガイド2017」では，この結果を引用し，ベンゾジアゼピン系薬の使用について，「患者の状況を把握し，使用の開始や継続の是非について慎重に判断することが望ましい」と記載されている[14]。

　したがって，今回相談に来られたHさんには先天異常に関するリスクは否定的であること，しかしそのほかに注意喚起されているリスクがあることやそ

のリスクの大きさを説明する。そのうえで，認知行動療法など薬以外の治療的介入を含めて主治医と相談し，今後の治療方針を決定していくことが望ましいことを伝える。

　愛知県薬剤師会の妊娠・授乳サポート薬剤師が応需した相談事例のうち，妊婦からの相談が多かった睡眠薬を表に示す。ベンゾジアゼピン系薬またはベンゾジアゼピン受容体作動薬の相談が多く，これらについても前述の疫学研究を参考として個々の患者におけるリスクベネフィットを慎重に判断していくべきである。なお，スウェーデンのレジストリー研究でゾルピデムを含むベンゾジアゼピン受容体作動薬服用患者1,318人から生まれた子どもを調査したところ，先天異常の増加との関連は認めなかったという報告がある[15]。

・今回のケースでのアドバイス例・

　妊娠しているとすれば，5週目ということで，時期としては赤ちゃんの重要な器官の形成が行われているところです。奇形児が増えるとあり，とても不安な気持ちになったと思います。この系統の薬全体として，以前は奇形に関する懸念があったのですが，その後に行われたより質の高い研究で奇形児は増えないだろうという結果が得られています。ただ，奇形以外に顕著なリスクはないものの，最近，流産や子どもの呼吸器への影響などが懸念されるデータが出てきつつあります。服用を継続するかは慎重に判断する必要があります。私からも主治医に連絡し，薬について情報を共有させていただきますので，診察を受けて，他の薬や治療法への変更も含め，治療方針を考えていきましょう。

第1部

妊娠と薬

第2章　代表的な薬の安全性と妊婦への対応

表　妊婦からの相談が多い睡眠薬

	薬剤名	ゾルピデム酒石酸塩	エチゾラム	フルニトラゼパム
	妊娠・授乳サポートシステム事例登録数（2012～2018年末）	22件	24件	14件
薬剤情報	小児用薬用量設定，小児適応	なし	なし	なし
	剤形	経口剤	経口剤	経口剤
	分子量	764.87 ダルトン（ゾルピデム2分子と酒石酸の分子量）	342.85 ダルトン	313.28 ダルトン
	分配係数	309 (pH7, オクタノール/水系)	354 (pH7, オクタノール/水系)	204.2 (pH7.4, オクタノール/水系)
	脂溶性	脂溶性	脂溶性	脂溶性
	蛋白結合率	96.0～96.3%	93%	77.6～79.6%
	酸性/塩基性	判断できない	判断できない	判断できない
	pKa	pKa_1：2.84（カルボキシル基）pKa_2：3.96（カルボキシル基）pKa_3：6.35（イミダゾール基）	2.6	2.23
	半減期 ($T_{1/2}$)	2.06時間	6.3時間	21.2時間
文献情報	添付文書	治療上の有益性が危険性を上回ると判断される場合にのみ投与すること。	治療上の有益性が危険性を上回ると判断される場合にのみ投与すること。	投与しないことが望ましい。
	FDA分類[*1]	C	収載なし	収載なし
	オーストラリア分類[*2]	B3	収載なし	C
	実践 妊娠と薬 第2版	1点（情報量±～+）	3点（情報量+～++）	3点（情報量+～++）
	妊娠と授乳 改訂2版	慎重	慎重	慎重

*1　FDA分類：インタビューフォーム「XII 2．海外における臨床支援情報」またはSafeFetus.comより引用。
*2　オーストラリア分類：インタビューフォーム「XII 2．海外における臨床支援情報」またはPrescribing medicines in pregnancy database (https://www.tga.gov.au/prescribing-medicines-pregnancy-database) より引用。

8 睡眠薬

｜ 参考文献 ｜

1) Kim K, et al：An epidemiological study of insomnia among the Japanese general population. Sleep, 23 (1)：41–47, 2000

2) Juulia Paavonen E, et al：Maternal and paternal sleep during pregnancy in the Child–sleep birth cohort. Sleep Med, 29：47–56, 2017

3) Okun ML, et al：Concurrent insomnia and habitual snoring are associated with adverse pregnancy outcomes. Sleep Med, 46：12–19, 2018

4) Frase L, et al：Making sleep easier：pharmacological interventions for insomnia. Expert Opin Pharmacother, 19 (13)：1465–1473 , 2018

5) Gopalan P, et al：Managing benzodiazepine withdrawal during pregnancy：case–based guidelines. Arch Womens Ment Health, 17 (2)：167–170, 2014

6) 加藤安之, 他：向精神薬に関する研究（第33報）全身Autoradiographyによる14C標識6–(O–chlorophenyl)–8–ethyl–1–methyl–4 H–s–triazolo [3, 4–c] thieno [2, 3–e [1, 4] diazepine] (14C–Etizolam)の生体内分布. 応用薬理, 17：913–921, 1979

7) Dolovich LR, et al：Benzodiazepine use in pregnancy and major malformations or oral cleft：meta–analysis of cohort and case–control studies. BMJ, 317 (7162)：839–843, 1998

8) Enato E, et al：The fetal safety of benzodiazepines：an updated meta–analysis. J Obstet Gynaecol Can, 33 (1)：46–48 , 2011

9) デパス錠0.25mg・0.5mg・1mg, デパス細粒1% インタビューフォーム（第 17版, 2017年6月改訂）

10) Yamane R, Hayashi M, Tanaka M, Hishinuma K, Yokoo I, Kitagawa H Survey of pregnancy outcomes in women who used etizolam. Congenital Anomalies, 51 (4)：A7, 2011

11) 厚生労働省：重篤副作用疾患別対応マニュアル 新生児薬物離脱症候群, 2010

12) 伊藤直樹：母体内での胎児の発達と薬物曝露の影響. 薬局, 66 (1)：21–55, 2015

13) National Institute for Health and Care Excellence：Antenatal and postnatal mental health：clinical management and service guidance 771–3.〔https://www.nice.org.uk/guidance/cg192 (2018年11月10日閲覧)〕

14) 日本周産期メンタルヘルス学会：CQ11 ベンゾジアゼピン系薬剤を内服中の妊婦への対応は？ 周産期メンタルヘルスコンセンサスガイド2017.〔http://pmhguideline.com/consensus_guide/consensus_guide2017.html (2018年11月10日閲覧)〕

15) Wikner BN, et al：Are hypnotic benzodiazepine receptor agonists teratogenic in humans? J Clin Psychopharmacol, 31 (3)：356–359, 2011

（酒井 隆全）

第1部

妊娠と薬

第2章　代表的な薬の安全性と妊婦への対応

9　ステロイド外用剤

今回のケース

妊娠10週のIさん（26歳）が，下記の処方せんを持って来局された。しかし，不安そうな表情をしており，処方内容について質問があった。

> プレドニゾロン吉草酸エステル酢酸エステル軟膏0.3%　10g
>
> 　　　　　　　　　　　1日2回　四肢の患部に塗布

Iさんの訴え　以前からアトピー性皮膚炎で継続的に皮膚科を受診しています。ステロイドを中止すると症状が悪化してしまい，プレドニゾロン吉草酸エステル酢酸エステルを使用すると症状が安定するのでしばらくこの薬を使用していました。

妊娠が判明したときにも皮膚科の医師に相談していて，塗り薬であり妊娠判明後も使用を継続するようにと言われたのでその場では納得しました。しかし，ステロイドに対して漠然と怖いイメージがあって，中止すべきではないかとだんだん不安になってきました。

注目するポイントはここ！

薬を処方された妊婦の不安に応える場合に注目するポイントは4つ。❶妊娠の時期，❷疾患のコントロールと薬の必要性，❸薬の胎盤移行性，❹薬の疫学的情報である。

❶妊娠の時期

妊娠10週目（相対過敏期）である。

❷疾患のコントロールと薬の必要性

これまでに薬の中止で症状が悪化しており，薬の継続は必要と考えられ

98

る。また，アトピー性皮膚炎の患者のなかには妊娠中に症状が増悪することもあり，コントロールが不安定になる可能性が考えられるため，やはり自己判断での中止は推奨されない。

❸ 薬の胎盤移行性

プレドニゾロン吉草酸エステル酢酸エステルの胎盤移行性についての情報は以下の通り。

- 分子量：486.60 ダルトン
- 剤形：外用剤（小児適応なし）
- 分配係数：記載なし
- 酸性／塩基性：判断できない
- 蛋白結合率：記載なし
- 半減期：記載なし

❹ 薬の疫学的情報

妊娠中のステロイド外用剤使用について検討したコホート研究の結果からは，口腔顔面裂（orofacial cleft），低体重，早産，胎児死亡，低アプガースコア，出産様式との関連性を認めないとする報告が得られている。ただし，ランクの高いステロイド外用剤を大量に使用した場合に，出生児の低体重リスクが上昇するという懸念がある。

今回のケースの考え方

❶ 妊娠の時期

妊娠10週で，相対過敏期である。催奇形性にはまだ注意が必要な時期である。

❷ 疾患のコントロールと薬の必要性

妊娠中のアトピー性皮膚炎に関しては，研究によりばらつきも多いが，増悪する場合が多いとされている[1]。韓国で行われた1回以上の妊娠を経験した患者に対するアンケート調査の結果として，妊娠中のアトピー性皮膚炎について61％が増悪し，4％が改善，35％は不変であったと報告されている[2]。

悪化の機序は明確ではないが，妊娠中は免疫反応のうちTh1反応が抑制され，相対的にTh2優位となることが要因の一つと考えられている[1, 3]。

したがって，Iさんにおいても妊娠中に症状が悪化する可能性が考えられ，以前に中止した際に症状が増悪した経緯と合わせて考えると，自己判断による中断は推奨されない。

③ 薬の胎盤移行性

プレドニゾロン吉草酸エステル酢酸エステル自体の分配係数の情報はないが，プレドニゾロンは脂溶性であり，そのエステル体も脂溶性と推測される。そのため，胎盤を通過すると予測される。しかし，局所投与であり，塗布した量のごく一部のみしか全身循環へ移行しないと考えられる。実際，本剤の全身への影響は弱いとされている[4]。

④ 薬の疫学的情報

プレドニゾロン吉草酸エステル酢酸エステル軟膏の添付文書には「妊婦又は妊娠している可能性のある婦人には大量又は長期にわたる広範囲の使用を避けること」と記載されているが，妊婦や胎児に対する害を示唆する疫学研究の情報などは記載されていない。海外の研究を確認すると，妊婦におけるステロイド外用剤の使用について検討した疫学研究として，2013年にChiらが英国のデータを用いて行った後ろ向きコホート研究[5]がある。2,658人のステロイド外用剤を使用した妊婦と，7,246人の非使用者との比較の結果，口腔顔面裂(orofacial cleft)，出生児低体重，早産，胎児死亡，低アプガースコア，出産様式に関連性は認めなかったとしている（それぞれ，調整リスク比*(aRR) 1.85 [95%信頼区間(CI)：0.22-15.20]，aRR 0.97 [95% CI：0.78-1.19]，aRR 1.20 [95% CI：0.73-1.96]，aRR 1.07 [95% CI：0.56-2.05]，aRR 0.84 [95% CI：0.54-1.31]，p= 0.76)。ただし，英国におけるステロイドのランク分類でpotent またはvery potentに該当する薬の使用量が妊娠全期間で300gを超えた場合に，出生児低体重のリスク増加が認められている (aRR 7.74 [95% CI：1.49-40.11])。該当する症例が少なく信頼区間の幅も広い

解析結果であるが，現時点では高ランクのステロイド外用剤を妊娠中に大量に使用することは可能であれば避けるべきと考えられ，妊娠前からの疾患コントロールが重要といえる。また，Chiらはその後コホート研究5つ，症例対照研究9つをそれぞれ統合したメタアナリシスを発表している[6]。この研究においても，全ランクのステロイド外用剤でまとめて解析した結果，先天異常，早産，胎児死亡，低アプガースコア，出産様式などに有意なリスク上昇を認めなかったとしている。このほか，日本皮膚科学会・日本アレルギー学会の「アトピー性皮膚炎診療ガイドライン2018」には「妊娠中，授乳中ともステロイド外用薬は，通常の使用であれば胎児/乳児への影響を心配することなく使用してよい」とあり，その後に前述したChiらのコホート研究が紹介されている[7]。

　以上より，Iさんに処方されているのはMildランクの製剤であり，処方された本数も少ないため，現段階では使用することで妊娠転帰に影響する可能性は低いと考えられる。漠然と抱いているステロイドに対する不安に対して，疫学研究で調査された具体的な妊娠転帰をあげ，それらへの影響は認められていない旨を説明することで安心を得ることができるであろう。

　また，愛知県薬剤師会の妊娠・授乳サポート薬剤師が応需した相談事例のうち，妊婦からの相談が多かったステロイド外用剤を各ランク1剤ずつ表に示す。やはりStrongestのクロベタゾールプロピオン酸エステルにおける相談数は少なく，処方医もステロイド外用剤のランクを考慮して処方していることが伺える。もし高ランクのステロイド外用剤が必要な場合には，可能な限り短期間で累積使用量に注意して使用するべきである。

＊調整リスク比：多変量解析によって，ステロイド外用剤の使用以外の因子（年齢など）の影響を統計学的に調整して算出されたリスク比。

第2章　代表的な薬の安全性と妊婦への対応

表　妊婦からの相談が多いステロイド外用剤

ランク	Strongest	Very Strong	Strong	Mild
薬剤名	クロベタゾールプロピオン酸エステル	ベタメタゾン酪酸エステルプロピオン酸エステル	ベタメタゾン吉草酸エステル	プレドニゾロン吉草酸エステル酢酸エステル
代表的な商品名	デルモベート	アンテベート	リンデロン－V	リドメックスコーワ
妊娠・授乳サポートシステム事例登録数（2012〜2018年末）	5件	21件	24件	9件

		Strongest	Very Strong	Strong	Mild
薬剤情報	小児用薬用量設定，小児適応	なし	なし	なし	なし
	剤形	外用剤	外用剤	外用剤	外用剤
	分子量	466.97ダルトン	518.61ダルトン	476.58ダルトン	486.60ダルトン
	分配係数	6,310	∞	3,070	記載なし
	脂溶性	脂溶性	脂溶性	脂溶性	脂溶性（プレドニゾロンが脂溶性であることから推測）
	蛋白結合率	記載なし	98%以上	記載なし	記載なし
	酸性/塩基性	判断できない	判断できない	判断できない	判断できない
	pKa	記載なし	記載なし	記載なし	記載なし
	半減期（$T_{1/2}$）	記載なし	記載なし	記載なし	記載なし
文献情報	添付文書	使用しないことが望ましい。	大量又は長期にわたる広範囲の使用を避けること。	大量又は長期にわたる広範囲の使用を避けること。	大量又は長期にわたる広範囲の使用を避けること。
	FDA分類[*1]	C	収載なし（ベタメタゾンジプロピオン酸エステルではC）	C	収載なし（プレドニゾロンではC）
	オーストラリア分類[*2]	収載なし	収載なし（ベタメタゾンジプロピオン酸エステルではB1）	B3	収載なし（プレドニゾロンではA）
	実践 妊娠と薬第2版	収載なし	1点（大量長期では2点。情報量＋〜＋＋）	1点（情報量＋〜＋＋）	1点（大量長期では2点。情報量＋〜＋＋）
	妊娠と授乳改訂2版	安全	収載なし	安全	収載なし

*1　FDA分類：インタビューフォーム「XII 2．海外における臨床支援情報」またはSafeFetus.comより引用。
*2　オーストラリア分類：インタビューフォーム「XII 2．海外における臨床支援情報」またはPrescribing medicines in pregnancy database (https://www.tga.gov.au/prescribing-medicines-pregnancy-database) より引用。

9 ステロイド外用剤

──── 今回のケースでのアドバイス例 ────

　ステロイドに対して，漠然と怖いイメージがあるということですね。以前から使われているこの薬ですが，塗り薬ですので塗った場所で作用するため，お母さんの血液中に薬の成分が入ることは，飲み薬と比べてはるかに少ないです。血液に入っていく量が少なければ，胎盤を通過して赤ちゃんに届くのもそれだけ少ないということです。また，ステロイドの塗り薬を使った妊婦さんのデータを集めて，奇形や早産，胎児死亡などさまざまな観点から影響がないかが調査されていますが，これらが増えることはなさそうだといわれております。ステロイドの塗り薬にはランク付けがあり，高ランクのものを大量に使った場合には影響があるかもしれないといわれていますが，Ⅰさんに出ているのは5段階のうち下から2番目のランクです。妊娠中はアトピー性皮膚炎が悪化する人のほうが多いので，今の段階できちんとケアしていくことが大切です。

──┨ 参考文献 ┠──────────────────────

1）寺木祐一：妊娠とアトピー性皮膚炎. アレルギー, 63 (2)：147–153, 2014

2）Cho S, et al：The influence of pregnancy and menstruation on the deterioration of atopic dermatitis symptoms. Ann Dermatol, 22 (2)：180–185, 2010

3）慶田朋子：湿疹（妊娠性痒疹も含む）. 産科と婦人科, 83 (Suppl)：76–79, 2016

4）リドメックスコーワ軟膏0.3%, リドメックスコーワクリーム0.3%, リドメックスコーワローション0.3%, インタビューフォーム（第8版, 2018年2月改訂）

5）Chi CC, et al：Pregnancy outcomes after maternal exposure to topical corticosteroids：a UK population–based cohort study. JAMA Dermatol, 149 (11)：1274–1280, 2013

6）Chi CC, et al：Safety of topical corticosteroids in pregnancy. Cochrane Database Syst Rev, 10：CD007346, 2015

7）アトピー性皮膚炎診療ガイドライン作成委員会：CQ20　妊娠中, 授乳中のステロイド外用は安全か. アトピー性皮膚炎診療ガイドライン2018, 日皮会誌, 128 (12)：2431–2502, 2018

（酒井 隆全）

第1部　妊娠と薬

第2章 代表的な薬の安全性と妊婦への対応

10 飲酒・喫煙

今回のケース

Jさんの訴え 妊娠4週目だとわかったのでお酒もタバコもやめるよう言われました。なんだか妊娠中はダメそうなイメージはありますが，どうしてダメなんでしょうか。ちょっとだけでもダメですか？あと，主人にも禁煙してもらったほうがよいですか？

飲酒と妊娠

エタノールやその代謝産物であるアセトアルデヒドは，胎盤を通過し，胎児細胞の増殖や発達を障害すると考えられている[1]。アルコールによる児への影響は多岐にわたり，それらを総称して胎児性アルコール・スペクトラム障害（FASD）と呼ばれている[2]。FASDのうち重症で，よく知られているものに胎児性アルコール症候群（FAS）があり，FASは特徴的な顔貌（小さな目，薄い唇など），中枢神経障害（精神遅滞や多動症など），発育不全といった3つの特徴を有している。FASDの有病率は生まれた子どもの少なくとも100人に1人（1％），FASは1,000人に1人（0.1％）と推定されており，日本におけるFAS有病率はその10分の1程度と推定されている[3]。FASD予防の国際憲章が示されるなど，FASDは深刻な社会問題であると捉えられている。このほかにも，4drink/週以上の飲酒者（1drink＝ビール約355mL，ワイン約120mL）において，禁酒者と比べた流産の調整ハザード比*が2.65［95％信頼区間：1.38−5.10］であったという報告があり[4]，飲酒は妊娠継続にも影響する。

飲酒量と児への影響を検討した疫学研究として，Forrestらは1週間のアルコール摂取量が100g以上の飲酒と1歳半の精神発達，神経学的発達障害には相関は認められなかったと報告している[5]。そのため，筆者は論文中で妊

婦は週8単位以上の飲酒は控え，1日1杯程度の飲酒なら問題はないと考察している が，より長期的な影響は不明など限界点も多い（1単位＝アルコール10g：ビール250mL，ワイン100mL，日本酒80mL程度）。北米催奇形性情報提供サービス（OTIS）では，一般市民向けのファクトシートにおいて，遺伝子や代謝の個体差からリスクは大きく異なるため安全な飲酒量はないとしている[6]。また，米国においても同様に安全な飲酒量はないとの考えが示されている[7]。

　したがって，本事例における対応としては，まず，上述した妊娠中の飲酒リスクについて具体的に説明する。飲酒量に関する質問に関しては，妊娠に気づかずに少しお酒を飲んでしまったという程度であれば胎児への影響は比較的少ないと考えられるものの，明確に安全とされる飲酒量は定まっていないことを説明し，妊娠中は禁酒するよう積極的に勧める。

　なお，厚生労働省による平成22年 乳幼児身体発育調査では，666人（8.7％）の母親が妊娠中に飲酒ありと回答しており，平成12年の1,817人（18.1％）より減少しているものの，依然として妊娠中に飲酒しているケースが存在している[8]。日本産科婦人科学会・日本産婦人科医会の「産婦人科診療ガイドライン―産科編」でも，2017年版より「CQ109　妊婦の飲酒については？」という項目が追加されており，医療者による介入が求められている[2]。ガイドラインの解説には，飲酒習慣のある女性に対する介入方法について記載されているため，飲酒習慣のある妊婦・妊娠可能性のある女性に対する介入の参考となる。

＊調整ハザード比：多変量解析によって，飲酒以外の因子（年齢など）の影響を統計学的に調整して算出されたハザード比

喫煙と妊娠

❶ 喫煙による妊娠への影響

　タバコの煙にはニコチン，一酸化炭素，シアン化合物，鉛などが含まれている。これらの成分は，血管収縮作用があるため，胎児への酸素供給を阻害

第2章　代表的な薬の安全性と妊婦への対応

するといわれている[1]。実際に，喫煙により頸管無力症[9]，切迫早産[9]，37週未満の前期破水[9]，絨毛膜羊膜炎[9]，常位胎盤早期剥離[9]，前置胎盤[10]の頻度を増加させることが報告されている。また，血漿中コチニン濃度が高いほど自然流産のオッズ比が高いと報告されている[11]。出生児の体重への影響については，5〜20本/日の喫煙で250g，20本/日以上の喫煙で350g，出生児の体重が抑制され[12]，受動喫煙であったとしても35〜90g抑制される[13]。したがって，母親本人はもちろんのこと，周囲に対しても禁煙・分煙を指導する必要がある。

　本事例における対応としては，まず，上述した妊娠中の喫煙リスクについて具体的に説明する。そして，受動喫煙のような間接的な曝露であったとしても出生児の体重が減少することが認められており，本人と夫がともに禁煙することを勧める。

　飲酒の項でも述べた厚生労働省の平成22年 乳幼児身体発育調査によると，384人（5.0%）の母親が妊娠中に喫煙ありと回答しており，父親および同居者の喫煙率は26.6%（母親の喫煙なし：24.3%，母親の喫煙あり：68.7%）と報告されている[8]。つまり，母親が喫煙していなくても周囲が喫煙している事例も多く，母親と家族の両方に介入が必要といえる。

・━━ 今回のケースでのアドバイス例 ━━・

　妊娠中の飲酒はFASDとよばれる先天性の異常や，流産と関連しているといわれています。妊娠に気づかずに飲酒してしまった程度なら比較的リスクは少ないと思われますが，安全な飲酒量はないという考え方が一般的です。妊娠したことがわかったら，わずかであっても飲酒を避けていただいたほうがよいです。喫煙に関しても，生まれてきた赤ちゃんの体重が低くなるほか，切迫早産や流産などさまざまな影響が報告されています。赤ちゃんの体重については，本人の喫煙だけでなく受動喫煙によっても影響があるといわれておりますので，ご主人にも禁煙を勧められてはいかがでしょうか。

2 禁煙補助薬

禁煙補助薬として使用されるニコチンパッチ製剤は，動物実験の結果に基づき妊婦に対して禁忌と設定されている。しかしながら，国外を中心に妊婦における使用例が文献として報告されている。Hicksonらはニコチンやコチニンの濃度を報告した文献を収集・統合して解析し，ニコチン置換療法を行うことで喫煙妊婦のニコチンへの曝露を減らすことができると報告している[14]。一方で，喫煙妊婦を対象とした無作為化比較試験でプラセボ群と比較し禁煙率や出生体重に有意な差が認められなかったことから[15]，有効性に限界があることが指摘されている。「産婦人科診療ガイドライン——産科編2017」では，妊婦に対してニコチンパッチを使用する場合には，十分なインフォームドコンセントが必要としている[2]。

バレニクリン塩酸塩については，妊婦に対して有益性投与となっているが，疫学研究は限られている。欧州催奇形性情報提供サービス（ENTIS）にて収集された89例のバレニクリン曝露群で大奇形は2例（2.25％）で認められ，自然発生率の範囲内であったと報告されている[16]。しかしながら，筆者らは症例数が限られていることを限界点に挙げている。

妊娠前からの健康サポート

ここでは妊娠中の飲酒や喫煙の影響について述べたが，必ずしも妊娠を契機に飲酒・喫煙をやめられるとは限らない。また，飲酒・喫煙により妊娠自体が成立しにくくなるといわれている[6, 17]。したがって，本来は地域住民が妊娠前から飲酒・喫煙に関する正しい知識を有しているべきである。2016年10月から健康サポート薬局の届出が開始されるなど，近年，薬局における地域住民の主体的な健康の保持増進を積極的に支援する機能（健康サポート機能）があらためて注目されている[18]。「健康サポート薬局」として，常日頃から節酒・禁煙を含めた地域住民の健康づくりに関与することによって，よりトラブルの少ない妊娠・授乳に貢献できるであろう。これもまた，薬剤師による社会貢献の一つの形である。

第2章　代表的な薬の安全性と妊婦への対応

参考文献

1）左合治彦：日本産婦人科医会・先天異常部会 飲酒，喫煙と先天異常〔http://www.jaog. or.jp/sep2012/JAPANESE/jigyo/SENTEN/kouhou/insyu.htm（2018年12月5日閲覧）〕

2）日本産科婦人科学会・日本産婦人科医会：産婦人科診療ガイドライン─産科編2017（http://www.jsog.or.jp/activity/pdf/gl_sanka_2017.pdf）

3）久繁哲徳：胎児性アルコール多様障害（FASD）予防の国際動向 国際憲章の採択と日本の健康政策．日本医事新報，4704：16-18, 2014

4）Avalos LA, et al：Volume and type of alcohol during early pregnancy and the risk of miscarriage. Subst Use Misuse, 49 (11)：1437-1445, 2014

5）Forrest F, et al：Reported social alcohol consumption during pregnancy and infants' development at 18 months. BMJ, 303 (6793)：22-26, 1991

6）Organization of Teratology Information Specialists：Fact Sheet-Alcohol〔https://mothertobaby.org/fact-sheets/alcohol-pregnancy/pdf/（2018年12月5日閲覧）〕

7）U.S. Surgeon General：A 2005 Message to Women from the U.S. Surgeon General：Advisory on Alcohol Use in Pregnancy〔https://www.cdc.gov/ncbddd/fasd/documents/surgeongenbookmark.pdf（2018年12月5日閲覧）〕

8）厚生労働省：平成22年 乳幼児身体発育調査（https://www.mhlw.go.jp/toukei/list/dl/73-22-01.pdf）

9）Hayashi K, et al：Smoking during pregnancy increases risks of various obstetric complications：a case-cohort study of the Japan Perinatal Registry Network database. J Epidemiol, 21 (1)：61-66, 2011

10）Hung TH, et al：Risk factors for placenta previa in an Asian population. Int J Gynaecol Obstet, 97 (1)：26-30, 2007

11）George L, et al：Environmental tobacco smoke and risk of spontaneous abortion. Epidemiology, 17 (5)：500-505, 2006

12）Habek D, et al：Fetal tobacco syndrome and perinatal outcome. Fetal Diagn Ther, 17 (6)：367-371, 2002

13）Ward C, et al：Prevalence of maternal smoking and environmental tobacco smoke exposure during pregnancy and impact on birth weight：retrospective study using Millennium Cohort. BMC Public Health, 7：81, 2007

14）Hickson C, et al：Comparison of nicotine exposure during pregnancy when smoking and abstinent with nicotine replacement therapy：systematic review and meta-analysis. Addiction (in press), 2018

15）Berlin I, et al：Nicotine patches in pregnant smokers：randomised, placebo controlled, multicentre trial of efficacy. BMJ, 348：g1622, 2014

16）Richardson JL, et al：Pregnancy outcomes after maternal varenicline use；analysis of surveillance data collected by the European Network of Teratology Information Services. Reprod Toxicol, 67：26-34, 2017

17）Organization of Teratology Information Specialists：Fact Sheet-Cigarette Smoke〔https://mothertobaby.org/fact-sheets/cigarette-smoking-pregnancy/pdf/（2018年12月5日閲覧）〕

18）日本薬剤師会 健康サポート薬局について〔https://www.nichiyaku.or.jp/recommend/support/index.html（2018年12月10日閲覧）〕

（酒井 隆全）

第2章　代表的な薬の安全性と妊婦への対応

11　ワクチン

今回のケース

妊娠と気づかずインフルエンザワクチンを接種した患者。接種後に妊娠していることがわかったという（妊娠3カ月）。自身で購入した育児書には「妊娠中はインフルエンザワクチンは打たないほうがよい」という記載があったとのこと。家族からは，ワクチン接種をしたことで赤ちゃんに大きな影響があるのではないかと言われ，とても悩んでいる。

注目するポイントはここ！

ワクチン接種に関する妊婦の不安に応える場合に注目するポイントは4つ。① 妊娠の時期，② インフルエンザワクチンの必要性，③ インフルエンザワクチンの胎盤移行性，④ 妊娠中のインフルエンザワクチン接種に関する疫学的情報である。ただし，今回のワクチンは化学物質ではないので，物性などのデータはない。

① 妊娠の時期

妊娠3カ月（絶対過敏期）である。

② インフルエンザワクチンの必要性

妊婦は易感染状態にあり，妊娠に伴う母体の変化により心肺への負担も大きい。したがって妊婦がインフルエンザに感染した場合，重症化しやすい。

③ インフルエンザワクチンの胎盤移行性

インフルエンザワクチンは，不活化ワクチンである。不活化ワクチンは，病原体を不活化して感染性と病原性をなくしたものである。ワクチンの接種によりB細胞の活性化・増殖をもたらし，抗体が産生される。特にIgG

第1部
妊娠と薬

109

第2章　代表的な薬の安全性と妊婦への対応

は胎盤移行性があり，これは移行抗体として胎児に移行し，出生後も6カ
間持続する。

❹ 妊娠中のインフルエンザワクチン接種に関する疫学的情報

　妊娠中のインフルエンザワクチン接種に伴う先天性異常について
Polyzosら[1]が，15のコホート研究や症例対照研究のメタアナリシスの結
果を報告している。これによると，妊婦のインフルエンザワクチン接種に
よる先天性異常のオッズ比は0.96［95％信頼区間：0.86−1.07］であり，
ワクチンによって増えることはないと考えられる。

　また，国立成育医療研究センターの山口らは，182名のワクチン接種を
行った妊婦を観察して，副反応や胎児への影響はみられないと報告してい
る[2]。

今回のケースの考え方

　妊婦の感染症は時に，妊婦自身のみならず，新生児にも大きな影響を及ぼ
す場合がある。しかし，妊娠してから接種できるワクチンは少なく，妊娠中
に罹患すると胎児に先天異常が発生する風疹は，妊娠する前に風疹ワクチン
を接種しておく必要がある。

❶ 妊婦へのワクチン接種

　胎児は父親の遺伝子を半分受け継いでいるため，妊婦にとっては非自己＝
異物である。通常であれば，異物である胎児は，母親の免疫の攻撃対象とな
るはずであるが，母体は妊娠継続のために，免疫寛容という状態を構築する。
そのため，妊婦は易感染状態にある。

　妊娠継続に対する免疫寛容の仕組みはまだ不明な点も多いが，自然免疫
の主体となるNK細胞や細胞性免疫反応を促進するTh1細胞が減少すること
で，ウイルスや細胞内寄生細菌などの感染に対して，防御がしにくい状態と
なる[3]。

110

11　ワクチン

① インフルエンザワクチン

　妊婦は，循環血漿量の増加，1回換気量や酸素の必要量の増大によって心肺機能への負担が大きくなる。したがって，インフルエンザに感染した場合，肺炎が重症化しやすい。米国疾病予防局（CDC）は，妊婦のインフルエンザワクチン接種を推奨している。

　日本産科婦人科学会・日本産婦人科医会による「産婦人科診療ガイドライン――産科編2017」においても，接種を希望する妊婦には接種すると記されている。しかし，妊婦がインフルエンザワクチンを接種すると，接種しない場合に比べて妊婦や胎児，新生児などの死亡や呼吸器感染症などの発症が少なくなるかどうか，つまり，ワクチン接種の有効性については，明確には証明されていない。

　Salamら[4]は，メタアナリシスを試みたが，エビデンスの質の高い無作為化比較試験は1報しかなかったとしている。これによると，南アフリカにおいて2,116人の妊娠20〜36週の女性を対象に3価不活化インフルエンザワクチンとプラセボを対象とした無作為化比較試験が実施されている。インフルエンザワクチンの有効性をみる視点である妊婦や乳児の死亡，母体の呼吸器疾患の発生については，プラセボと比較して有意な違いはなかった。また，母子の入院や敗血症の発症にも大きな違いはなかったが，母子ともにウイルス量の減少が認められたとしている。一方，流産，早産，死産などの妊娠転帰（害反応）についても，プラセボと比べて同等であった。したがって，前述の報告も合わせると，インフルエンザワクチンの妊婦への接種については，安全性の面では大きな懸念はない。

　また，妊婦のインフルエンザワクチン接種については，移行抗体による乳児への予防効果の可能性も報告されている[5]。妊婦にワクチンが投与されると，抗体が産生される。特にIgGは胎盤移行性があり，これは，移行抗体として胎児に移行し，出生後も6カ月間持続するとされている。

　なお，一部のインフルエンザワクチンにチメロサール（エチル水銀チオサリチル酸ナトリウム）が含まれているものがあるが微量であり，WHOおよび日本においても接種可能としている。また，インフルエンザワクチン接種のデ

第2章　代表的な薬の安全性と妊婦への対応

メリットは，母体にアレルギーや副反応が出ることがあることである。

● 今回のケースでのアドバイス例 ●

インフルエンザワクチン接種後に妊娠が判明したのですね。日本でも海外でも，インフルエンザワクチンの接種によって，通常の妊婦に比べて催奇形性が増えるといったことは報告されていません。決して妊娠を諦める必要はありません。

---

2 風疹ワクチン

妊婦が風疹にかかり，胎児が風疹ウイルスに感染すると，難聴や心疾患，白内障，精神障害，発達障害などが起こる可能性がある。これを先天性風疹症候群 (congenital rubella syndrome：CRS) と呼ぶ[6]。女性だけが免疫をつけてもCRSを防ぐことはできず，社会全体で風疹を排除する必要があるといわれている。

まず，妊娠を希望する段階で，風疹抗体価を測定し，ワクチン接種をすることを考慮する。妊娠初期に風疹抗体が認められなかった場合は，その妊娠中は，風疹感染に十二分に注意するように教育し，分娩後の産褥期に次の妊娠に備えてワクチンを接種することが勧められている。

もし，妊娠と気づかずに風疹ワクチンを接種した場合でも，妊娠を諦める必要はないと考えられている。これまでに風疹ワクチンを妊娠中に接種した事例で，CRSの報告はない[6-8]。これは，風疹ワクチンが生ワクチンであるが，弱毒化されているためと考えられている。

3 水痘ワクチン

妊娠中に水痘に罹患することで，母体死亡率が10～20%にもなることが知られている[9]。また，出産直前に罹患した場合，新生児が新生児水痘に罹患する可能性があり，その死亡率も30%とされている。ただし，風疹ワクチンと同様に，水痘ワクチンを妊娠中に接種した場合でも，先天性水痘症候群

を発症した事例はない[6, 7]。

④ 麻疹ワクチン

妊娠中に麻疹に罹患した場合は，流産や死産が増加する可能性があるとされている[10]。しかし，風疹，水痘ワクチンと同様，麻疹ワクチンの接種により，流産や死産の増加，先天奇形の増加は報告されていない。

⑤ その他の感染症に対するワクチン

米国のCDCでは，妊婦へのワクチン接種についてガイドラインを作成している[11]。前述のインフルエンザのほかに妊婦に推奨されているのが百日咳ワクチンを含むTdapである。これは，成人が利用できるジフテリア，非細胞性百日咳，破傷風の3種混合ワクチンである。特に百日咳は，3カ月未満の幼児に重篤で致死的な合併症を引き起こす可能性があることから，欧米では妊婦へのワクチン接種が推奨されている。

日本においても移行免疫を期待して接種されることがある。百日咳ワクチンの安全性については，大規模な観察研究が行われている。英国医薬品庁のClinical Practice Research Datalinkという1,250万例以上の患者データが登録されたシステムを用いたコホート研究によると，妊娠第3三半期のワクチン接種後の死産率や新生児死亡率は，未接種群と有意な差はなかった[12]。また，Tdapとしても，米国のカリフォルニア州など7州のVaccine Safety Datalinkを利用したコホート研究において，妊娠中の接種による妊娠帰結や副作用のリスク上昇はなかったと報告している[13]。

また，妊婦の感染から新生児を守るためのワクチンについても研究が行われている。例えば，B群レンサ球菌 (group B Streptococcus：GBS) を保菌する妊婦からの経産道感染により，新生児にGBS感染症が発症することがある。これは，侵襲性細菌感染症として，敗血症や肺炎，髄膜炎を呈することがある予後不良の感染症である[14]。妊婦が保菌者であるかどうかのスクリーニングが行われ，一般的には抗菌薬により治療が行われている。

これに対して，現在，GBSワクチンが開発中である。また，妊婦がサイト

メガロウイルスに感染すると，新生児に先天性サイトメガロウイルス感染症を発症することがある。低出生体重，小頭症，肝炎，難聴や視力障害などが起こる。これに対しても現在，サイトメガロウイルスワクチンが開発中である[15]。

❷ 授乳婦へのワクチン接種

不活化ワクチンはもちろんのこと，生ワクチンでもトキソイドでも授乳中の母親に接種することに特に問題はないとされている[7]。生ワクチンは，母親の体内で増殖するが，ヒトの乳汁中に排泄されることはほとんどないことが実証されている。また，風疹ワクチンについては，母乳中に排泄されることがあるが，ウイルスは弱毒化されているので，通常，乳児が感染することはない。

日本で使用されているMRワクチンについては，田中らが授乳婦におけるMRワクチン接種後の母乳中のワクチンウイルスの検出を行っている[16]。これによると，ワクチン接種後最大5週後までに得られた母乳からは，麻疹および風疹ワクチンウイルス株は測定限界以下であったとされている。したがって，授乳において，ワクチンの接種は子どもに影響することはないと考えられる。

一般に予防接種には，接種を受けた人（被接種者）の健康を守るだけでなく，被接種者から周りの人々への病原体の伝搬をブロックするという意味で，集団免疫（Herd Immunity）の獲得が可能である。母親と常に密接に過ごしている乳児や胎児は，母親の健康の影響を密接に受ける。人から人に伝搬するインフルエンザウイルスの感染防止策として，予防接種により母親の罹患を防ぐことは，胎児や乳児への伝搬阻止という点では理論上最も効果的な手段である。妊婦へのインフルエンザワクチン接種の安全性は，疫学的には確立されているが，実際の相談場面では，

相談者がベースラインリスクをしっかり理解していることに留意したうえで，安全性を論ずることが必要である。

インフルエンザワクチンの有効性については，研究デザインの適切性が結論に影響を及ぼすこともあり，注意深い視点をもって理解する必要がある。実際の小児の臨床場面において，インフルエンザ脳症や熱性けいれんなど合併症が起きるのは発症１～２日目など抗ウイルス薬投与前であることも少なくない。ワクチンの効果は100％ではないにしても，未接種では確実に感染のリスクが高まることを忘れるべきではない。

山崎 嘉久（あいち小児保健医療総合センター副センター長・保健センター長）

参考文献

1) Polyzos KA, et al.：Maternal Influenza Vaccination and Risk for Congenital Malformations：A Systematic Review and Meta-analysis. Obstet Gynecol, 126 (5)：1075-1084, 2015
2) 山口晃史, 他：妊娠中のインフルエンザワクチン接種の安全性, 感染症学雑誌, 84 (4)：449-453, 2010
3) 山口晃史：VACCINE Q&A, ワクチンジャーナル, 2 (2)：76-77, 2015
4) Salam RA, et al.：Impact of Haemophilus influenzae type B (Hib) and viral influenza vaccinations in pregnancy for improving maternal, neonatal and infant health outcomes. Cochrane Database of Syst Rev, Issue 6. Art. No.：CD009982, 2015
5) Zaman K, et al.：Effectiveness of Maternal Influenza Immunization in Mothers and infants. N Engl J Med, 359 (15)：1555-1564, 2008
6) 奥田美加：風疹, 薬局, 67 (5)：2039-2044, 2016
7) General Best Practice Guidelines for Immunization, Best Practices Guidance of the Advisory Committee on Immunization Practices (ACIP), https://www.cdc.gov/vaccines/hcp/acip-recs/general-recs/downloads/general-recs.pdf
8) CDC：Revised ACIP recommendation for avoiding pregnancy after receiving a rubella-containing vaccine. MMWR, 50 (49)：1117, 2001
9) 宗田聡：助産婦 妊娠中・授乳中の患者への予防接種はどうしたらよいでしょうか？ 治療増刊号, 94：797-799, 2012
10) Briggs GG, et al.：Drugs in Pregnancy and Lactation；A Reference Guide to Fetal and Neonatal Risk 11th edition, Wolters Kluwer, 2017
11) CDC, Guidelines for _Vaccinating Pregnant Women, https://www.cdc.gov/vaccines/pregnancy/hcp/guidelines.html#bcg
12) Donegan K, et al.：Safety of pertussis vaccination in pregnant women in UK：observational study. BMJ, 349：g4219, 2014
13) Sukumaran L, et al.：Association of Tdap Vaccination With Acute Events and

Adverse Birth Outcomes Among Pregnant Women With Prior Tetanus-Containing Immunizations. JAMA, 314 (15)：1581-1587, 2015

14) 松原康策：GBS ワクチン. 小児科診療, 79 (4)：561-566, 2016

15) 森内昌子：サイトメガロウイルスワクチン. 小児科診療, 79 (4)：553-559, 2016

16) 田中敏博, 他：授乳婦における MR ワクチン接種の安全性. 日本小児科学会雑誌, 116 (2)：304, 2012

（大津 史子）

第3章

妊娠と薬の相談Q&A

Contents

Q 解熱鎮痛薬 ——————————————— 119

Q 風邪薬 ———————————————————— 122

Q うがい薬 —————————————————— 122

Q 予防接種（インフルエンザ）————————— 123

Q 抗ウイルス薬（インフルエンザ）—————— 123

Q 抗アレルギー薬（花粉症の薬）——————— 124

Q 酔い止め薬 ————————————————— 125

Q 睡眠薬 ———————————————————— 125

Q サプリメント，医薬部外品など ——————— 126

Q 喫煙 —————————————————————— 128

相談に応える際のポイント

　まず，母親に対して共感の言葉をかけ，何に困っているのか，何を知りたいのかを明らかにする。

　いきなり回答を言うのではなく，母親自身が判断するための材料になる情報を提供する。一般にわかりにくい言葉（例えば「血中濃度」）を避ける。特に妊娠初期の方には，先天異常や流産が自然発生するというベースラインリスクのことを伝えておきたい。もし，妊娠転帰が思わぬものであった場合に，患者が過度に自責の念を抱かないためにも，正しい知識を伝える必要がある。

　また，断言を避け，「最近の研究によれば，～であることがわかっています」「医学的には～の可能性は非常に低いとされています」などの表現を使うとよい。母親の不安を解消し，じっくり相談に応じる姿勢が大切である。情報の根拠については，必ず本文の該当部分を参照のこと。

解熱鎮痛薬

妊娠 解熱鎮痛薬

38.9℃の熱が出ましたが，市販の坐剤を使ってもよいでしょうか？（6週）

＊市販の坐剤：現在OTCの解熱鎮痛薬の坐剤としては，小児用のアセトアミノフェンの坐剤が主流

　熱が高かったり，痛みがひどかったりしてお薬を飲みたいけれど，赤ちゃんのことが心配で，お薬を使用してよいかどうか，不安に思っておられるのですね。

　妊娠中の女性によく利用されている熱を下げるお薬としては，アセトアミノフェンがあります。アセトアミノフェンは，胎盤を通過しますが，通常量を短期間使用するのであれば，安全であることが知られています。市販の解熱鎮痛薬を購入される場合は，薬剤師に相談し，アセトアミノフェンが成分であるものを選ぶようにしてください。

　通常の風邪の場合，2～3日で発熱は治まります。もしもそれ以上，熱が下がらないようでしたら，別の要因も考えられます。また，あまりにも熱が高く，消耗が激しいとき，特に，妊娠後期の場合は，赤ちゃんへの影響も心配ですので，産婦人科を受診してください。

第3章 妊娠と薬の相談Q&A

妊娠　解熱鎮痛薬

Q 歯が痛い・頭痛がひどいのですが，市販のバファリンを飲んでも心配ないでしょうか？（6カ月）

＊バファリンには数種類があり，成分が違う。代表的な商品の成分は以下の通り。
バファリンA：アスピリン，ダイバッファーHT
バファリンEX：ロキソプロフェンナトリウム水和物，乾燥水酸化アルミニウムゲル
バファリンプレミアム：イブプロフェン，無水カフェイン，アセトアミノフェン，アリルイソプロピルアセチル尿素，乾燥水酸化アルミニウムゲル
バファリンルナｉ：イブプロフェン，無水カフェイン，アセトアミノフェン，乾燥水酸化アルミニウムゲル

A バファリンは，商品によって含まれている成分が違います。アスピリンは，アセトアミノフェンの次に妊娠中の女性に選択される薬です。しかし，妊娠後期，つまり，28週以降は分娩時および新生児への影響が起こることがあるので，安易に使用しないでください。

　イブプロフェンやロキソプロフェンが含まれているバファリンの場合は，連用はしないようにしてください。妊娠前期に1週間以上連用すると流産のリスクを増加させる可能性のあることが報告されています。また，妊娠後期では，いずれも，分娩時および新生児への影響が心配されますので，必要最小限の使用にとどめます。

妊娠　解熱鎮痛薬

Q 妊娠反応（＋）と出ました。3週間前に歯科の痛み止めを飲んだのですが大丈夫でしょうか？（4週）

＊一般に歯科で頻用されている痛み止めとしては，メフェナム酸（ポンタール），ロキソプロフェンナトリウム水和物（ロキソニン），ジクロフェナクナトリウム（ボルタレン）などがあげられる。

解熱鎮痛薬

 歯科の痛み止めを服用されたことが赤ちゃんに影響しないかご心配なのですね。

妊娠反応が陽性に出たのであれば、正確な妊娠週数を確認するために、まずは産婦人科の受診をお勧めします。4週と思っていても、実際には妊娠週数がずれている場合もあります。

実際に妊娠4週前後ということであれば、服用された時期（3週間前）はまだ妊娠が成立していない時期だと考えられます。したがって、服用されたお薬は、まったく影響しません。もし、妊娠が成立していたとしても、この時期の受精卵は分裂を繰り返しているため、受精卵に何らかの影響が与えられたら、妊娠は継続せず、妊娠に気付くことなく過ぎてしまいます。もし、小さな影響が与えられたとしても、他の細胞が代償し、まったく影響のない普通の発育ができるとされています。

一般的に、妊娠前半の20週の間に、約20〜30％の女性が出血や子宮収縮を経験するといわれています。また、これらの女性のうち半数が自然流産します。自然流産の60％に胎児の欠損や高度の奇形を認め、25〜60％で生存できないほどの染色体異常があるとされています。つまり、自然界の摂理として妊娠の約15％程度は原因不明で自然流産が起こると考えられているのです。

歯科の痛み止めによく利用されるお薬の場合、1週間以上連用すると、この自然流産の確率を増加させる可能性が報告されています。もし、今後、痛みが我慢できずに鎮痛薬を使用する場合は、アセトアミノフェンを選択してください。

第3章 妊娠と薬の相談Q&A

風邪薬

Q: 風邪でPL配合顆粒を3回飲みましたが，胎児への影響はないでしょうか？（15週）

＊PL配合顆粒：サリチルアミド，アセトアミノフェン，無水カフェイン，メチレンジサリチル酸プロメタジン含有製剤

A: 風邪で服用されたお薬が，赤ちゃんに影響しないかご心配なのですね。
PL配合顆粒は，歴史の古い薬で，通常量の使用によって催奇形性の危険を増加させるとは考えられません。まずは水分補給をしっかりして，ゆっくり休むのが治療の第一です。
妊娠されている間は，風邪の予防が第一です。風邪の季節に外出するときは，マスクをし，帰宅したら水うがいと手洗いを励行しましょう。

うがい薬

Q: のどが痛くてイソジンでうがい・のどスプレーをしましたが心配ないでしょうか？（3カ月）

＊イソジンガーグル液：ポビドンヨード

A: うがい薬のイソジンが，赤ちゃんに影響しないかご心配なのですね。
イソジンのうがい薬やのどスプレーには，ヨードが含まれています。ヨードは昆布などの食品にも多く含まれている成分で，のどが痛いときに一度使用されたぐらいでは，特に赤ちゃんに問題は起こりません。
しかし，風邪の予防のために，毎日イソジンを使用してうがいをしたり，ヨードスプレーで消毒したりすることはやめてください。ヨードは吸収され，胎盤を通過し，胎児の甲状腺に蓄積されます。長期間連用すると，胎児が甲状腺中毒（甲状腺機能低下症）になることがあります。風邪予防には水うがいで十分な効果が期待できます。

風邪薬／うがい薬／予防接種／抗ウイルス薬

妊娠　予防接種（インフルエンザ）

Q 予防接種を受けたいのですが，胎児への影響が心配です。（14週）

A インフルエンザのワクチンが赤ちゃんに影響しないかを心配されているのですね。

　インフルエンザワクチンは，不活化ワクチンといって，毒性をなくして作っています。ですからインフルエンザワクチンを接種しても妊娠中の女性がインフルエンザにかかるわけではなく，当然，赤ちゃんがインフルエンザにかかる心配はありません。したがって，妊娠も可能です。

　米国や世界保健機関（WHO）では妊娠中の女性にもインフルエンザワクチンの接種を推奨しています。また，米国疾病管理センター（CDC）からは，インフルエンザの流行期に妊娠4カ月以降の女性に対してインフルエンザワクチンの接種勧告が出ています。また，最近の研究では，妊娠中の女性へのワクチン接種によって新生児のインフルエンザ罹患率を抑制できるとの報告もあります。日本産婦人科学会では，妊娠中の女性へのワクチン接種を勧めています。

妊娠　抗ウイルス薬（インフルエンザ）

Q インフルエンザに罹患し，タミフルが処方されました。内服してもよいでしょうか？（4カ月）

A 抗インフルエンザ薬には，現在，オセルタミビルリン酸塩（タミフル），ザナミビル水和物（リレンザ），ラニナミビルオクタン酸エステル水和物（イナビル），ペラミビル水和物（ラピアクタ）などがあります。特に，ザナミビル水和物は吸入剤で，全身作用が少ないた

め，妊娠中でも使用しやすいでしょう。まだ，疫学的情報が少ない段階ですが，これまでの経験では，妊娠中にこれらの薬剤を服用した妊婦さんを集めたところ，自然発生を上回る頻度の奇形は認められていません。

お母さんがインフルエンザに感染しても，風疹のような先天異常などは発生しないと考えられています。水分補給をしっかりして，ゆっくり休んでください。

妊娠　抗アレルギー薬（花粉症の薬）

花粉症で，市販の点鼻剤（抗アレルギー薬）を使ってよいでしょうか？（7カ月）

花粉症で鼻がつらいのですね。妊娠時には，女性ホルモンの分泌が増加して，循環血液や体内の水分量が増加します。つまり，妊娠中の女性は，鼻づまりが悪化しやすく，妊娠性鼻炎という言葉もあるくらいなのです。

花粉症の点鼻剤には，クロモグリク酸ナトリウムや抗ヒスタミン薬などが含まれています。また，最近では新しい世代の抗アレルギー薬が使われるようになってきました。これらは，妊娠中でも使用可能です。局所に作用するため，全身への作用は少なく安心です。ステロイド薬の点鼻剤も利用できます。

市販の薬にも含まれているナファゾリン塩酸塩やテトラヒドロゾリン塩酸塩などの血管を収縮させるお薬は，子宮収縮の作用ももつため使用しないようにしてください。

花粉症の場合は，マスクやめがねを利用して，抗原である花粉に接しないようにすることも重要です。

抗アレルギー薬／酔い止め薬／睡眠薬

酔い止め薬

Q 6日前に酔い止めの薬を飲みましたが，心配ないでしょうか？（4週）

A 酔い止めの薬が赤ちゃんに影響しないかをご心配されているのですね。

市販の酔い止め薬には，塩酸メクリジン，クロルフェニラミンマレイン酸塩などの抗ヒスタミン薬と，スコポラミン臭化水素酸塩水和物などが含まれています。これらは，これまで長い間使用されてきて，妊娠中の女性に投与された経験もあります。したがって，妊娠初期に一度服用したことで奇形の発生頻度や危険性が上昇するとは考えられません。ただし，連用は避けるようにしましょう。

睡眠薬

Q 眠れないので，眠剤を飲んでもよいでしょうか？（14週）

A 眠れないのは大変つらいものですね。

一般的には，散歩や妊娠体操などの適度な運動やぬるめのお風呂などが勧められます。しかし，不眠が続き，安静が保たれず，母体や胎児への影響が考えられる場合には，受診しましょう。睡眠薬が必要な場合は，胎児に影響の少ないものが処方されます。

第3章　妊娠と薬の相談Q&A

妊娠 サプリメント，医薬部外品など

栄養ドリンクを
飲んでもよいでしょうか？（3カ月）

妊娠されて栄養に気を遣っていらっしゃるのですね。

　栄養ドリンク剤には，一般的にビタミンB_1・B_2・B_6，ニコチン酸アミドなどのビタミンを中心として，タウリンや生薬などが配合されています。ビタミンで妊娠中の女性が摂りすぎに注意しなければいけないものはビタミンAですが，これはドリンク剤には一般的に含まれていません。注意すべきは，一緒に添加されているカフェインやアルコールでしょう。

　以前から，300mg/日以上のカフェイン摂取は低出生体重児出産のリスクを増大することが知られています。最近の研究では，100mg/日以下であれば，低出生体重児出産のリスクが低下することがわかりました。一般的なドリンク剤には，カフェインが50mgぐらい含まれています。また，カフェインは，お茶やコーヒーにも当然含まれていますから，ある程度毎日カフェインを摂っていることになります。栄養ドリンク剤を飲む場合は，カフェインの入っていないものを選んでください。しかし，栄養はドリンク剤に頼るのではなく，バランスの良い食事を心がけるほうが先決です。

　また，市販の風邪薬などには，カフェイン含有のものが多くあります。含有成分について薬剤師とよく相談して購入しましょう。

　また，アルコールが含まれているドリンク剤もあります。アルコールは1日90g以上摂取すると胎児に大きな影響を与えることが知られています。ドリンク剤1瓶に含まれているアルコール量は，多くても1〜2g程度です。たくさん飲んだり，連用しないようにしてください。

サプリメント，医薬部外品など

サプリメント，医薬部外品など

葉酸を摂ったほうがよいと聞き，サプリメントで補給しています。いつまで摂る必要がありますか？（4カ月）

　厚生労働省は，二分脊椎などの神経管閉鎖障害の防止に対して，葉酸をはじめビタミンなどを多く含む栄養のバランスのとれた食事の必要性を推奨しています(表)。葉酸は，DNAを構成している核酸や蛋白質の合成を促進する働きをもつため，これが不足すると胎児に神経障害が起こりやすくなるといわれています。平成13年からは，母子手帳にも葉酸の摂取についての記事が記載され，注意喚起が行われています。

　神経管閉鎖障害などの神経系の障害は，妊娠7週未満に発生するため，葉酸の服用期間は，妊娠前から妊娠3カ月まで摂取することが推奨されています。したがって，4カ月であれば，もうサプリメントの服用は中止してもかまいません。

表　1日の葉酸必要摂取量

成人男女の所要量：1日200μg（0.2mg）
妊娠中の女性の所要量：1日400μg
授乳中の女性の所要量：1日280μg
許容上限摂取量：1日1,000μg

妊娠 喫煙

タバコがやめられません。
1日に10本程度吸ってしまいます。(7カ月)

　タバコの煙にはニコチン，一酸化炭素，シアン化合物，鉛などが含まれています。これらの成分には血管を収縮する作用があるため，胎児への酸素供給を阻害します。

　特に，子宮内での胎児の発育遅延は喫煙本数に関係し，一般に母親が喫煙していると出生時体重は約200g軽くなるといわれています。流産，早産，前置胎盤，胎盤早期剥離などの異常も非喫煙者の2〜3倍になることがわかっています。早産率も，1日5本以上で7％，1日20本以上で25％増加するといわれています。

　禁煙することは，難しいですよね。でも，赤ちゃんに影響が及ばないようにできるのは，お母さんだけです。禁煙にトライしてみていただけませんか？

第2部

授乳と薬

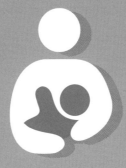

第4章

授乳と薬の
基礎知識

Contents

1 母乳分泌の仕組みと母乳育児のメリット ― 132
2 授乳による乳児への薬の移行 ─────── 138
3 授乳中の薬物療法に関する
  相談に応じる際の心構え ───────── 146
4 授乳中の薬物療法に関する情報源 ───── 148

第4章 授乳と薬の基礎知識

1 母乳分泌の仕組みと母乳育児のメリット

母乳分泌の仕組み

　母乳は，母親の乳房で母親の血漿から作られる[1]。乳房の中は乳管が張り巡らされ，これに腺房がぶどうの房のようについている。腺房の周りは毛細血管が取り巻いている（図）。

　腺房上皮細胞では乳糖が合成され，乳腺腔に分泌されると浸透圧が高まり，取り巻いている毛細血管から水分が乳腺腔に取り込まれ母乳のもとができる。乳腺上皮細胞では脂質も合成され，アポクリン分泌という方法で乳汁中に分泌される[2]。合成された脂質は成長し，細胞膜に包まれて，そのまま切り出されて脂肪球となる。

　また，乳腺上皮細胞はトランスサイトーシスという不思議な機能をもっている。これは，通常ならば細胞膜を通過できるわけのない分子量をもつ免疫グロブリン（IgA）を母乳に分泌させる機能である。乳腺上皮細胞の細胞膜にはポリIgレセプターがあり，これが母親の血中から二量体IgAを受け取ると細胞内に飲み込み，そのまま小胞を形成して移動し，腺腔内に分泌される。

　このときIgAは，ポリIgレセプターが付いたまま分泌される。乳児が母乳を飲んだとき，蛋白質であるIgAは当然，乳児の消化管で消化酵素により分解されるはずだが，ポリIgレセプターが付いているために分解を免れ，乳児に届けられる。そして，乳児は感染から守られるのである。

　また，初乳はIgA，ナトリウム，クロル，ラクトフェリン，オリゴ糖，ビタミンA，Eなどが多く，栄養価は低めである。これは，新生児が，母親の胎内という無菌状態で酸素分圧の低い子宮から，病原体と酸素に満ちた子宮外へ出てくるわけであるから，感染防御と抗酸化作用を重視しているためであ

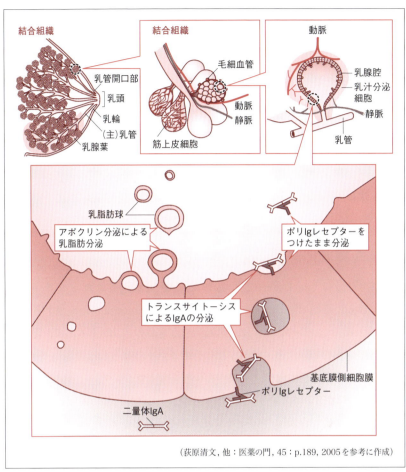

(荻原清文, 他：医薬の門, 45：p.189, 2005を参考に作成)

図 母乳分泌の仕組みと薬の移行

る。成乳は，脂肪と乳糖が多くなり，栄養が豊富になっていく。また，母乳は授乳の最中でもその組成が変化する。授乳の終わり近くになると，脂肪量が4倍になる。これは，満腹感を乳児に与え，睡眠に誘うためである。

母乳には，700種類くらいの細菌が含まれている[3]。細菌といっても病原菌ではなく，子どもの腸内細菌を形成するビフィズス菌などである。しかし，母乳は母親の血漿から作られるものであり，母親の血液に細菌が流れている

第4章　授乳と薬の基礎知識

としたらこれは敗血症である。では，どこからやってくるのであろうか。こ
れは，母親の白血球が母親の腸内細菌を腸で確保し，本来なら殺菌するとこ
ろを殺菌せずに，乳腺の先端まで運び，コロニーを形成させると考えられて
いる。つまり，母乳は無菌であるが，乳児が乳頭を口に含んだときに，乳腺
の先端のコロニーで増殖したビフィズス菌が母乳に混じるわけである。また，
母乳にはオリゴ糖が含まれている。しかし，乳児はオリゴ糖を消化できない。
では，なぜオリゴ糖が含まれているか，これは，ビフィズス菌の餌である。
ビフィズス菌と餌であるオリゴ糖を一緒に乳児の小腸に運び，腸内細菌叢を
形成させるのである。

母乳育児のメリット

　2016年1月のThe Lancetで母乳育児の特集が組まれた。タイトルは
"Breastfeeding in the 21st century: epidemiology,mechanisms, and lifelong
effect"である[4]。この特集では，母乳の子どもへのメリットとして，感染症
の罹患率や死亡率の低下，肥満や糖尿病の予防が挙げられ，母親へのメリッ
トとして，乳がんや糖尿病，卵巣がんの減少などが，いずれも種々のエビデ
ンスとともに紹介されている。

　薬剤師は薬の有害反応（副作用）に注意を払うことが多く，薬がわずかでも
母乳に移行するという事実を知ると，授乳をやめたほうがよいと考えがちであ
る。しかし残念ながら，乳房に蛇口がついているわけではなく，授乳を3～
7日程度中止すると，母乳分泌が止まってしまうこともある。母乳分泌が止ま
ると，母乳育児ができなくなるばかりでなく，ホルモンバランスの変化によ
り，母親にうつ症状が出たり，乳腺炎を起こすこともある。

　「授乳をやめるデメリット」をぜひ考えてみてほしい。子どもと母親の長い生活
全体のメリットを考えたとき，優先すべきは「薬が母乳に移行しますので，母乳
をやめてください」ではなく，「その薬は母乳に大量に移行するのか？　その母
乳を飲んで害があるのか？　移行しにくい代替薬はないか？」ではないだろうか。

134

1 母乳分泌の仕組みと母乳育児のメリット

① 子どもにとってのメリット

ヒトの乳児にとって，母乳は生後6カ月間の完全栄養であって，ほかに何も必要としない。母乳は効率よく消化吸収され，同じ体重増加を得るために必要な母乳の量は人工乳よりも少ない。生きた細胞をはじめとして，ある種の脂肪酸，消化酵素や生体活性物質など人工乳には含まれないものが多数存在する。母乳育児の効果は母乳を飲んでいる間だけでなく，成人になっても続くことが最近の研究でわかってきた。

① 免疫学的効果 [5]

免疫グロブリン，生きた白血球，ラクトフェリンなどが含まれる。母乳で育った子どもはワクチンによる免疫獲得能が高いという研究から，受動免疫のみでなく能動的な免疫の発達にも関与していると考えられている。また，感染防御のみでなく，潰瘍性大腸炎や1型糖尿病など自己免疫に関連した疾患の発症頻度が低いことが報告されている。

② 神経学的効果 [5]

母乳で育てられた子どもは認知機能が高くなるという複数の研究がある。低出生体重児では未熟児網膜症を軽症化し，視機能の発達を促進する。

③ メタボリックシンドロームの予防効果

また，最近は特に長期授乳による代謝への影響が注目されている。母乳摂取量に依存して，肥満，高コレステロール血症，糖尿病，高血圧などの発症リスクを下げるという報告がされており，母乳栄養による乳児の肥満リスクはオッズ比0.87で，有意に下がるとされている [6]。

② 母親にとってのメリット

母親にとっても以下のようなメリットがあることが知られている。
- 乳がん，子宮体がん，卵巣がんの罹患率が低下
- 骨粗鬆症の減少

第2部　授乳と薬

第4章　授乳と薬の基礎知識

- 関節リウマチ，糖尿病の減少
- 月経再開を遅くし，母親の貧血を予防する
- 体重を落とし，産後の肥満を予防する
- 疲労回復，睡眠の質を向上する

❸ 社会にとってのメリット

- 子どもと母親の罹患率を減少させることにより，医療費を節約する
- 子どもが病気になったという理由での母親の欠勤を減らし，生産性を上げる
- 災害時に生き残る確率が高くなる
- 生活排水や二酸化炭素を出さないため環境汚染を起こさない

　上記のような母乳育児のメリットを踏まえ，また，母乳分泌の生理（母乳は急に止めたり出したりできない。中断すると乳腺炎などの乳房トラブルが頻発する）を理解したうえで授乳中の女性に対応しなければならない。

❹ 授乳中の女性に対する薬の使用の原則

　アメリカ小児科学会が2001年9月に出した方針声明には**表**のように書かれている[7]。

　実際には授乳中の女性が，医師に対して「授乳を続けたい」と意思表示することは勇気のいることであり，医師には言わずに薬を服用しなかったり，医師や薬剤師に相談しないで自己判断で授乳をやめてしまったりすることがし

表　授乳中の女性に対する薬物治療（アメリカ小児科学会）

授乳中の女性に薬を処方する前に，以下を考慮すべきである。
1. その薬は本当に必要か？　必要なら，母親の主治医と小児科医が相談してどの薬を使用するかを決めるのが有用である。
2. できるだけ安全な薬を用いるべきである（例えば，鎮痛薬としては，アスピリンよりもアセトアミノフェン，というように）。
3. 児に対するリスクの可能性がある薬なら，児の血中濃度を測定することを考慮する。
4. 母親に授乳直後に薬を服用（または注射）してもらうか，児がまとまって眠る時間の直前に服用（または注射）してもらうことにより，児への薬の影響は最小限にできる。

ばしばみられる。医師は子どものいる女性に対しては，授乳中であるかどうかを確認し，本当に必要な薬のみを母親に十分説明したうえで処方するようにするべきである。このときに，母親の不安な気持ちを受け止め，共感したうえで情報提供することが重要である。母親が安心し，服薬の必要性を納得してはじめて治療が成り立つし，母乳育児をやめてしまうことも避けられる。

　一方，母親が授乳を続けたいと思っている場合，児に対する薬の影響を心配して薬を飲まずに，つらい症状を我慢していることもある。医療従事者をはじめ家族や友人を含む援助者は，母親自身の健康や快適さが子どものためにも必要であると説明することが大切である。例えば，抗うつ薬などは，母親が薬を服用しない場合のリスクは，授乳しながら薬を服用する場合に比べてはるかに高い。そして，どのような場合でも，母親の母乳はその子どもにとって最適な母乳であって，ごくわずかな薬が含まれていたとしても，メリットのほうがはるかに多いことを説明し，アドヒアランスを高めることが大切である。

参考文献

1）水野克己，他：母乳育児支援講座，p.2，南山堂，2011
2）荻原清文，他：医薬の門，45：p.189，2005
3）Raul Cabrera-Rubio, et al：The human milk microbiome changes over lactation and is shaped by maternal weight and mode of delivery. Am J Clin Nutr, 96 (3), 544–551, 2012
4）Rollins NC, et al：Why invest, and what it will take to improve breastfeeding practices？. Lancet, 387 (10017)：491–504, 2016
5）Section on Breastfeeding：Breastfeeding and the use of human milk. 129 (3)：e827–841, 2012
6）Owen CG, et al：Effect of infant feeding on the risk of obesity across the life course：a quantitative review of published evidence. Pediatrics, 115 (5)：1367–1377, 2005
7）American Academy of Pediatrics Committee on Drugs：Transfer of drugs and other chemicals into human milk. Pediatrics, 108 (3)：776–789, 2001〔http://pediatrics.aappublications.org/content/108/3/776.full.html（2012年10月1日閲覧）〕

（大津 史子）

第4章　授乳と薬の基礎知識

2 授乳による乳児への薬の移行

薬の母乳への移行[1, 2]

　母親が薬を内服した場合，薬は消化管から吸収されて（門脈から肝臓を通る経路と通らない経路があるが）血流に移行し，体内各所に到達する。乳腺には血流を介して到達し，母乳中に分泌される。その薬が消化管から吸収されやすいか，肝臓でどの程度代謝されるかによって，母親の血中濃度は変わる。消化管からの吸収の悪い薬は，母親の血中濃度が上昇せず，母乳中にも移行しない。母親が経静脈的に薬を摂取した場合，血中濃度は一時的に高くなるが，その薬が消化管から吸収されにくい場合（通常，経静脈投与される薬は経口投与での消化管からの吸収が悪い），母乳中に薬があっても，乳児の腸管からはほとんど吸収されない。

　有機ヨード造影剤が，母乳中に移行するが，その量は少なく乳児の消化管からはほとんど吸収されないので，乳児の体内への移行は無視できる。MRI撮影に用いられる造影剤も経口投与での消化管からの吸収は悪い。また，経皮的（貼付薬），経直腸的（坐薬），経腟的（腟坐薬）などの場合もそれぞれどの程度母親の血中濃度が上昇するかによって，母乳中への移行は変わってくる。したがって，薬がどのように乳児に到達するかを考える場合，さまざまな因子を考慮する必要がある。原則的には，母親が摂取した薬の1％以下しか母乳には分泌されない。一般的には，母親への投与量の10％以下なら乳児には安全と考えられている。

　母親の血漿中の薬は，主に受動拡散によって母乳中に移行する。産後まもなくは乳腺房の上皮細胞間隙が開いており，間質液の中の薬は直接細胞間隙から母乳中に水性拡散によって移行する。しかし，この時期は，初乳中の薬

の濃度が高くても初乳の分泌量が少ないので，乳児に摂取される量はあまり多くない。それでも，産後まもない母親に薬を投与する場合は考慮する必要がある。

産後48時間以上経ち，乳腺房の細胞が成長してくると細胞間隙は閉じて，薬はいったん細胞膜を通過して乳腺細胞内に入ってから，また細胞外に出ていく。この薬の移行は，主として受動拡散による。

水溶性の薬（とりわけイオン化していたり親水基がたくさんあったりする薬）は，2層のリン脂質から成る細胞膜を透過しにくい。一方，薬が脂溶性であればあるほど，母乳中への透過は多くなる。母親の血漿分画中の薬は，母乳分画中の薬と完全な平衡状態にあるため，「溜まっている母乳を搾乳して捨ててから」授乳しても母乳中の薬の濃度が変わるわけではない。

生体膜には，ポンプ・システムがいくつか存在するが，そのうちとりわけ重要なものがヨウ素のポンプである。ヨウ素のM/P比が大きいのは，母乳中に能動的に分泌されるからである。したがって，多量のヨウ素（産道の消毒に使うポビドンヨードや放射性I^{131}など）の使用は避けるべきである。

薬の母乳への移行に影響する因子[2, 3]

薬が母乳へ移行する因子については以下のようなものがある。

① 母親側の因子

① 薬の投与量・投与方法

通常の薬用量より多いか少ないか。母親の血中濃度はどう変化するか。薬の組成は，急速に吸収されるタイプか，あるいは徐放性か。薬の投与時期や投与間隔は，母親の血中濃度および母乳中の濃度にどう影響するか。

例えば，喘息の治療薬など吸入薬として使用されるものでは，母親の血中濃度は実際にはほぼゼロであり，母乳中に検出されることはないと考えられる。

❷ 薬の因子

母乳中に分泌される薬の量は，多数の因子に依存する。

① 脂溶性

一般的に，脂溶性が高ければ高いほど，母乳中の薬の濃度は高くなる。中枢神経系に移行しやすい薬は，母乳中にも移行しやすい(図)。脂溶性は，医薬品インタビューフォームなどで血液中のpH7.4に近いpHでの分配係数により判断できる。分配係数が1以上，もしくはlog値なら0以上が脂溶性である。

② 分子量

一般的に，分子量が大きければ大きいほど，母乳中への移行は少ない。例えば，ヘパリン，インスリン，インターフェロンなど巨大な分子をもつ薬は，母乳中に移行しない。

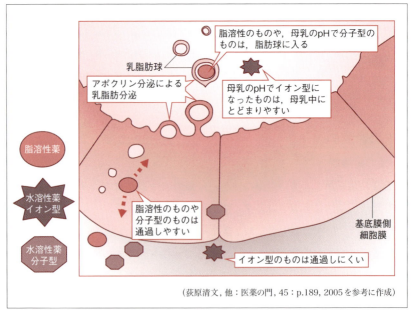

(荻原清文，他：医薬の門，45：p.189, 2005を参考に作成)

図　母乳の分泌の仕組みと薬の移行

3 母親の循環血液中の血中濃度とM/P比（母乳中濃度と血中濃度の比）

M/P比の高い薬は母乳中に移行しやすく，M/P比の低い薬は母乳中に移行しにくい。M/P比の高い薬でも血漿中の薬の濃度が極端に低ければ，血中濃度の数倍のM/P比でも母乳に移行する量は少量である。血中濃度とM/P比から乳児の理論的薬物摂取量が計算できる（後述）。

4 母親の循環血液中の蛋白結合率

一般的に，血漿蛋白に結合しやすい薬は母乳中に移行しにくい。

5 乳児および母親の経口での生体利用率（bioavailability）

乳児についての十分なデータはないが，成人の場合とそれほど違わないだろうと考えられている。生体利用率が50％ということは，一般的には，摂取した薬の50％だけが血漿中に移行するということである。生体利用率が低い薬には，肝臓で代謝されてしまったり，腸管で分解されてしまったり，単に小腸からの吸収が悪かったりというようなさまざまな理由がある。乳児が薬に接触するのをなるべく減らすために，母乳育児中の母親には生体利用率の低い薬を選択するべきである。

6 母親および乳児の血漿分画での半減期

半減期の短い薬のほうが，乳児に母乳を介して移行する薬の量が少ない。半減期の長い薬は乳児の体内に蓄積しやすく，乳児の体内での半減期は成人よりも長いのが一般的である。したがって，半減期の長い薬を長期にわたって母親が使用することは，乳児の血中濃度をどんどん上昇させるという問題を起こす可能性がある（一時的に使用する場合はほとんど問題にはならない）。やむを得ず半減期の長い薬を使用する場合は，母乳から乳児へ移行する臨床的な量に注意する。その量が少なければ，乳児への蓄積は起こりにくい。

母親の半減期の数倍の時間が過ぎるまで待って授乳すると，乳児に移行する薬を少なくすることができる。一般的な目安としては，半減期の約5倍の時間を過ぎれば，その薬は実際には身体からなくなったと考えられる。

第4章　授乳と薬の基礎知識

7 薬のpKa

　pKaは，その薬のイオン化と非イオン化の割合が等しくなるときのpHを指す。血液のpHで非イオン化の割合が高い，すなわち脂溶性が高いと母乳へ移行しやすい。イオン化されている割合が高い，すなわち水溶性が高いと，母親の血漿分画から乳汁分画への移行が起こりにくい。また，乳汁中で薬がイオン化されている割合が高いほど，乳汁分画から母親の血漿分画への移動が起こりにくくなる。

　塩基性薬物でpKaが7.4より大きい薬物は，イオン化されている割合が高く，母体血から乳汁には移行しにくいが，いったん移行した薬物は，乳汁中に留まりやすい（これをイオントラップという）。塩基性薬物でpKaが7.4より小さい薬物は，イオン化されている割合が低く，母体血から乳汁には移行しやすいが，いったん移行した薬物は，母体血の血中濃度が下がれば，乳汁から母体に戻りやすい。血漿のpHは7.4，母乳のpHは6.8〜7.2なので，弱酸性薬物はイオントラップの影響はあまりない。一般的に，酸性薬物より塩基性薬物のほうが乳汁中に移行しやすい。

8 分布容積 Vd（volume of distribution）

　分布容積は，その薬が体内でどのくらい広く拡散するかを説明するのに有用な薬物動態指標である。分布容積（Vd）の高い薬は身体内の隔離された分画に高濃度で分布し，血中に留まらない。例えば，ジゴキシンは血中分画に入るが，速やかに血液中から心筋や骨格筋に移行する。そして，大部分はその隔離された分画に取り込まれる（100倍）。したがって，分布容積の大きい薬（1〜20L/kg）は，分布容積の低い薬（0.1L/kg）よりも，体内から消失するのに一般的に時間がかかる。

　例えば，ゲンタマイシン硫酸塩（Vd=0.28L/kg）のような分布容積の小さい薬は，体内から完全に消失するのに数時間しかかからないのに，非常に大きな分布容積をもつアミトリプチリン塩酸塩（Vd=10L/kg）は，数週間もかかる。さらに，薬によっては，血漿分画内の半減期と末梢組織での半減期とが別々である。これは半減期が2つのコンパートメント間の分布速度に影響されるか

2　授乳による乳児への薬の移行

らである。

乳児のアセスメント

　母親の母乳中の薬がどのように乳児に影響するかを考えるときには，乳児の側の条件も考慮する必要がある。薬の添付文書に記載されている情報は，大半が動物実験のデータである。齧歯類の乳汁とヒトの乳汁では，蛋白質濃度や脂肪濃度が大きく異なっており，「動物の乳汁に分泌される」という事実がヒトでもつ意味は不明である。また，実際，有害事象は症例報告であることがほとんどで，乳児の血中濃度が測定されている論文は少ない。倫理的にも無作為化対照試験のようなことはできないことが多く，ヒトに関するエビデンスはない薬が大半である。乳児の側のリスクに関係する因子には次のようなものがある。

① 乳児側のリスク因子

① 乳児の月齢

　早産児や新生児ではリスクが高く，月齢が進んで母乳摂取量の少なくなった乳児ではリスクは低くなる。また，乳児の肝機能・腎機能は月齢とともに成熟してくる。

② 乳児の健康状態

　基礎疾患があって，呼吸モニターを付けていたり，消化器系の症状があったりするような乳児は，授乳中の薬の使用に関して，いっそう注意深い評価が必要である。

③ 乳児自身の薬の使用

　母乳由来の薬と，乳児自身が使用している薬の相互作用が起こる可能性がある。

第2部

授乳と薬

143

第4章　授乳と薬の基礎知識

4 母親由来の薬の影響を最小限にするために

　長時間作用するような薬は避ける。とりわけ乳児が生後早期の場合は，体重あたりの母乳摂取量が多く，肝機能も未熟であるので，その点を考慮する。月齢が大きくなり授乳間隔が延びてきたら，授乳パターンに合わせて影響が最小限になるように服用することができる。乳児の徴候に注意し，授乳のパターンが変わったり，意識レベル，睡眠パターン，むずかり，発疹，下痢や嘔吐などがみられたりしたら服薬を中止して小児科医を受診する。薬が原因であるかどうかをはっきりさせるには，乳児の薬物血中濃度を測定すると証拠になる。

② 目安となる指標

　薬が母乳を通じて乳児へ及ぼす影響を判断する際の目安となる指標として，相対的乳児薬物摂取量 (relative infant dose：RID) の求め方を**表1**に示す。

　乳児に対する影響を判断する目安はRIDで，一般的に10％以下なら問題なく授乳を続けることができるとされる。では実際の計算例を示す**(表2)**。

表1　RIDの計算方法

乳児の理論的薬物摂取量 (TID) ＝母乳中の薬物濃度×摂取した母乳の量
母乳のみを飲んでいる乳児期前半は，母乳摂取量を150mL/kgとして計算する。

母乳中の薬物濃度＝母親の薬物血中濃度×M/P比

乳児の薬物血中濃度＝
乳児の薬物摂取量×薬物の生体利用率 (F) / 乳児のクリアランス (CLinf)

相対的乳児薬物摂取量 (RID) ＝
乳児薬物摂取量 (mg/kg/day) / 母親の薬物摂取量 (mg/kg/day)

2　授乳による乳児への薬の移行

表2　RIDの計算例（アモキシシリン水和物）

サワシリンの添付文書によれば，成人が250mg内服したときの最高血中濃度は，$3.68\mu g/mL$。M/P 比＝0.014～0.043。

5kgの乳児の1日哺乳量：5×150mL=750mL
乳児の理論的薬物摂取量（TID）：$3.68\mu g/mL$×0.043×750mL=0.118mg

乳児が実際にアモキシシリン水和物を処方される場合は，20～40mg/kg/day。体重5kgの乳児なら，5kg×20mg/kg/day=100mg/day となる。したがって，乳児が母乳から摂取する量は，最大に見積もっても治療量の0.12％である。

また，母親の1日投与量が750mg，体重が50kg であるとして相対的乳児薬物摂取量（RID）を計算してみると，
RID= 児の摂取量（0.118mg/5kg）/ 母親の摂取量（750mg/50kg）= 0.00157
アモキシシリン水和物のRIDは0.16％である。

参考[4]

Exposure Index: EI = A × (M/P ratio) /CLI

トロント小児病院のItoらが提唱している指標で，乳児におけるクリアランスを考慮して計算したもの。

Aは，乳児の母乳摂取量が150mL/kg/dayとして計算した係数で10mL/kg/min。CLIは乳児のクリアランスでmL/kg/min。詳しくは文献4を参照。M/P比が高くてもクリアランスの早い薬は乳児に蓄積することはないが，M/P比が低い薬でもクリアランスが遅いと乳児の血中濃度が上昇することを示す。

参考文献

1）Hale TW, et al：Drug Therapy and Breastfeeding：From Theory to Clinical Practice, Parthenon Publishing, 2002
2）Hale TW：Medications and Mothers' Milk, 13th ed, Hale Publishing, 2008
3）Walker M：Core curriculum for Lactation Consultant Practice, Jones and Bartlett Learning, 2002
4）Ito S, et al：A novel Index for expressing exposure of the infant to the drug in breast milk. Br J Clin Pharmacol, 38（2）：99–102, 1994

（大津 史子）

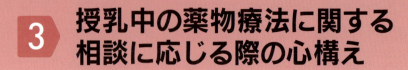

第4章 授乳と薬の基礎知識

3 授乳中の薬物療法に関する相談に応じる際の心構え

添付文書の記載

　海外では，授乳が普通に行われている薬でも，日本では授乳禁止とされている場合が多い。この現状に対し，日本においても，国立成育医療研究センターの「妊娠と薬情報センター」に集積されている情報を評価し，添付文書への反映を推進する取り組みが行われている[1]。

　また，2019年4月からの添付文書の記載要領改定で，母乳に関する記載方法が変更になった。しかし，授乳の良し悪しの評価が記載されるわけではなく，母乳育児のメリットも考えて検討するようにという記載が増える。つまり，科学的に合理的な理由を検討評価し，授乳婦と乳児の長い生活全体のメリットを考慮して，薬剤師としての責務を果たすべきである。地域のなかで，地域住民のかかりつけ薬剤師や健康をサポートする役割を担っていくためには，新しい命とその母親のサポートも不可欠である。

授乳を中止する場合の母親へのケア

　ケースによっては，授乳を続けられる薬であっても母親自身が母乳育児を中止する選択をすることもあるし，授乳禁忌の薬を使わざるを得ない場合もある。母親のつらい気持ちに共感するとともに，突然の授乳中止によって起こる可能性のある乳房トラブル（乳腺炎など）への対処法について情報を提供することが大切である。急な断乳は乳腺炎を起こすことも多く，激しい痛みや高熱を伴い，母親に非常な苦痛を与える。一時的な授乳の中断であれば，搾乳を続けることは母乳分泌を維持し，乳腺炎を予防し，再開を容易にする。

永久に中止する場合でも，適切な搾乳によって乳房トラブルを予防することができる。地域の助産師などに紹介するのも一つの方法である。乳房に対する体のケアとともに，授乳を中止する際の心のケアも必要である。

　放射性同位元素による検査などで短時間の授乳中断をする場合は，あらかじめ搾乳しておいた母乳を飲ませることができる。人工乳を使用する場合は，その正しい調乳法を確認しておく[2]。人工乳を標準濃度以外で使用している人もしばしばみられる。また，粉乳に混入している可能性のある細菌汚染を避けるために，70℃以上の熱湯で調乳してから冷まして飲ませるように厚生労働省から勧告されている。アレルギーの家族歴がある場合は，加水分解乳のほうがよいかもしれない。どのような人工乳をどのように使用するか，あらかじめ，乳児の養育者と相談しておくとよい。

　また，授乳を中止したあと，母親によっては，急なホルモンの変化によってうつ状態が出現したという報告もある[3]ので，主治医によるフォローが必要である。たとえ母乳を飲ませられなくても，母親自身の健康状態がよいことが子どもにとっては一番大切なことであり，疾患の治療をすることが子どもにとっても最大の優先事項であると母親に伝える。

┨ 参考文献 ┠

1) 厚生労働省：妊娠と薬情報センターについて. 医薬品・医療機器等安全性情報, No.338, p.16, 2016
2) 世界保健機関, 国連食糧農業機関：乳児用調整粉乳の安全な調乳, 保存および取扱いに関するガイドライン（仮訳）〔http://www.mhlw.go.jp/topics/bukyoku/iyaku/syoku-anzen/qa/dl/070604-1b.pdf（厚生労働省のホームページより）〕
3) Sharma V, et al：Case study revisiting the association between breastfeeding and postpartum depression. J Hum Lact, 24 (1)：77-79, 2008

（大津 史子）

第4章 授乳と薬の基礎知識

4 授乳中の薬物療法に関する情報源

授乳中の薬物療法に関する医薬品情報

　授乳中の薬物療法では，コホート研究などの質の高いデザインで実施された研究は少ない。少数の患者を対象とした乳汁移行性の調査や児における有害事象の調査を根拠としていることが多い。調査する医薬品について，どの程度のデータが得られているかを意識しながら情報を参照することが重要である。

❶ 書籍

1 Medications & Mothers' Milk[1]

　独自のリスク分類（L1～L5）のほか，代表的な物理化学的情報，薬物動態学的情報，リスク情報の概要が記載されている。

> **特徴**　表形式で医薬品の物理化学的情報，薬物動態学的情報，M/P比（milk/plasma比：薬の乳汁中濃度と血中濃度の比率）が記載されており，代表的な情報が一見して得られるようになっている。M/P比が記載されている貴重な情報源である。

2 薬物治療コンサルテーション 妊娠と授乳[2]

　「妊娠中の薬物療法に関する情報源」の項〔1章-2（p.15～）〕でも紹介した情報源である。授乳中に関しては安全，慎重，禁忌，空欄（疫学情報がないか極めて少ない）の4種類に分類されている。

特徴 医薬品の分類が非常にシンプルなものであり，リスクの程度を大まかに，かつ手早く把握しやすい情報源である。この1冊で妊娠と授乳の両方について参照できるため，妊娠から出産後の授乳までの情報をまとめて回答する場合などに有用である。

③ Drugs in Pregnancy and Lactation：A Reference Guide to Fetal and Neonatal Risk[3]

「妊娠中の薬物療法に関する情報源」の項〔1章−2（p.15〜）〕でも紹介した情報源である。BREASTFEEDING RECOMMENDATION（独自の推奨分類），BREASTFEEDING SUMMARY（簡素な文献レビュー）からなる。独自の推奨分類は7種類に分類されている。

特徴 この書籍も，妊娠と授乳の両方について記載されている。妊娠中の薬物療法を対象とした文献レビューは豊富な情報が得られるものとして紹介したが，授乳中の薬物療法では，公表されている文献自体が少なく，文献レビューの情報量に限りがある。

② インターネットサイト

① 国立成育医療研究センター 妊娠と薬情報センター[4]

「授乳中に安全に使用できると考えられる薬」「授乳中の使用には適さないと考えられる薬」のリストが掲載されている。リストは成分名，代表的な商品名，代表的な薬効分類からなる。

特徴 「ママのためのお薬情報」の下階層ページであり，患者に向けたコンテンツである。判断の根拠などは記載されていないため，他の情報源を参照する必要がある。

第2部 授乳と薬

第4章　授乳と薬の基礎知識

2 Drugs and Lactation Database (LactMed)[5]

　米国国立医学図書館が運営するサイト。専門の担当者によりピア・レビューされたデータベースであり，随時更新されている。概要の後に薬の濃度，哺乳児への影響，授乳・母乳への影響，代替薬，引用文献と続く。引用文献はPubMedへリンクしている。

　また，iOSやAndroid端末対応のスマートフォンアプリも提供されている。

> **特徴**　専門家がピア・レビューしており，情報の新しさ，豊富さから多くの医療従事者が利用している。医薬品について考慮すべき事項が，薬の濃度，哺乳児への影響，授乳・母乳への影響と項目別に記載されており，これまでにどのような報告が得られているかがわかりやすく整理されている。授乳と薬について調べる際に，まず確認しておきたい情報源である。

参考文献

1) Hale TW, et al：Medications & Mothers' Milk 2017, Springer Pub Co, 2016
2) 伊藤真也, 村島温子・編：薬物治療コンサルテーション　妊娠と授乳　改訂2版. 南山堂, 2014
3) Briggs, GG et al：Drugs in Pregnancy and Lactation；A Reference Guide to Fetal and Neonatal Risk 11th edition, Wolters Kluwer, 2017
4) 国立成育医療研究センター　妊娠と薬情報センター：ママのためのお薬情報(https://www.ncchd.go.jp/kusuri/lactation/index.html)
5) U.S. National Library of Medicine：Drugs and Lactation Database (LactMed)(https://toxnet.nlm.nih.gov/newtoxnet/lactmed.htm)

（酒井　隆全）

第5章

代表的な薬の安全性と授乳婦への対応

Contents

1. 解熱消炎鎮痛薬 ———————— 155
2. 抗生物質，鎮咳薬 ———————— 160
3. 抗ウイルス薬 ———————— 169
4. 抗アレルギー薬 ———————— 178
5. 喘息治療薬 ———————— 188
6. 消化器官用薬 ———————— 198
7. 抗うつ薬 ———————— 207
8. 睡眠薬 ———————— 216
9. ステロイド外用剤 ———————— 222
10. 飲酒・喫煙 ———————— 228

第5章を読む前に

　愛知県薬剤師会では，妊娠・授乳サポート薬剤師の活動をサポートするために，妊娠・授乳サポート薬剤師が応需した相談事例を集積している。2012年から集積を開始し，2018年末までに，相談事例ベースとして約8,000事例が集積された。集積された事例のなかで，相談の多かった医薬品の情報を「相談の多い医薬品」として表形式で表記し，相談事例の登録数を記載した。

　本表に記載している情報は，添付文書または医薬品インタビューフォームより引用した。脂溶性については分配係数などから判断した。酸性/塩基性については化学構造や官能基などから判断したものであり，判断がつかなかったものは「判断できない」とした。M/P比の計算値は下記の式で計算している。RID（乳児相対摂取量）の計算値は添付文書に記載されている標準的な用法・用量下において，50kgの母親が乳児に150mL/kgの母乳を与えていると仮定した場合の推定値である。

酸性薬物

$$M/P比 = \frac{1 + 10^{(母乳pH - pKa)}}{1 + 10^{(血漿pH - pKa)}}$$

塩基性薬物

$$M/P比 = \frac{1 + 10^{(pKa - 母乳pH)}}{1 + 10^{(pKa - 血漿pH)}}$$

本書では母乳pH：7.0，血漿pH：7.4と仮定

　文献情報に記載されている記号の定義は以下のとおりである。薬の評価を記号の形で表すことで，評価が単純化されていることに注意されたい。記号のみを判断根拠とするのではなく，本書の文章や他の論文などと総合して利用すること。

『薬物治療コンサルテーション 妊娠と授乳 改訂2版』の総合評価（授乳婦）

総合評価	評価基準
安全	疫学的な証拠が比較的豊富でほぼ安全に使用できると思われる薬。
慎重	薬によっては適応疾患がさまざまで，リスクベネフィットの判断がそれぞれの患者さんで異なる場合がある。そのような薬の評価欄は「慎重」とした。
情報不足	疫学情報がないかきわめて少なく，安全性・危険性を理論的に推定するしかない薬。

(伊藤真也, 村島温子・編：薬物治療コンサルテーション 妊娠と授乳 改訂2版, p.133, 南山堂, 2014を参考に作成)

LactMed

Summary of Use during Lactationに記載されている事項を執筆者が和訳し掲載した。

MMM 17th (Medications & Mothers' Milk 2017) の危険度分類

Category	
L1	**Compatible** 授乳中の多数の母親が使用しているが，児に有害な影響が増加したという報告がない薬。授乳中の女性における対照研究でも，児に対するリスクが示されず，母乳を飲んでいる児に害を与える可能性のほとんどないもの。もしくは，経口的に摂取しても，児に生体利用されないもの。
L2	**Probably Compatible** 研究の数は限られるが，授乳中の女性が用いても児に有害な影響が増加するという報告のない薬。かつ/または，授乳中の女性がその薬を使用した後にリスクが認められる可能性があるという根拠がほとんどない薬。
L3	**Probably Compatible** 授乳中の女性における対照試験はないが，母乳を飲んでいる児に不都合な影響が出る可能性のある薬。もしくは，対照試験で極軽微で危険性のない有害作用しか示されていない薬。このような薬は，母親に対する潜在的な有益性が児に対する潜在的なリスクを凌駕する場合においてのみ投与されるべきである（論文になったデータがまったくない新薬は，いくら安全であると考えられても，自動的にこのカテゴリーに分類される）。
L4	**Potentially Hazardous** 母乳を飲んでいる児や乳汁産生にリスクがあるという明らかな証拠があるが，授乳中の母親がその薬を使うことによって得られる有益性が，児に対する危険性を上回ると許容される薬（たとえば，命を脅かすような状況に必要な薬や，より安全な薬が使えなかったり，他の薬では効果がなかったりするような重篤な疾患の場合など）。
L5	**Hazardous** 授乳中の母親における研究によって，児に対して重大で明らかなリスクがあることが，ヒトでの使用経験を基に示されているもの。または，子どもに重大な障害を引き起こすリスクが高い薬。授乳中の女性がこのような薬を使うリスクは，母乳育児のどのような有益性をも明らかに上回っている。母乳育児をしている女性においては禁忌となる薬。

(Hale TW, et al.：Medications & Mothers' Milk 2017, Springer Pub Co, 2016より)

本章における事例・医薬品のデータの捉え方について

　本章においては，日常業務のなかで対応することが多いと思われる代表的な薬効について，模擬事例を示し，回答例や関連する医薬品の情報を示した。記載しているのは回答の一例であり，判断材料となる情報の一部である。疾患の重症度や患者本人の意志，授乳の頻度，乳児の月齢などさまざまな要因で回答内容が変化しうるほか，本章には記載しきれていないデータやその後に公表されたエビデンスなども存在しうる。個々の患者に対する最適な判断は，患者と応対しているなかで医療従事者本人が考え，実行していくものであることを強調したい。

　例えば，本章に記載された回答例をそのまま読み上げたり，医薬品のデータ表だけを切り取って「表で『安全』に分類されていますので」と説明したりしていては，「添付文書にこのように書いてありますので」と回答するのと本質的には同じになってしまう。意図しない「情報の独り歩き」とならないよう，本章の内容が適切に利用されることを執筆者一同，切に願っている。

第5章　代表的な薬の安全性と授乳婦への対応

1　解熱消炎鎮痛薬

今回のケース

Lさん（28歳）が整形外科の処方せんを持って来局した。処方内容は以下の通り。

> ロキソプロフェンナトリウム水和物錠60mg　1回1錠
> 　　　　　　　　　　　　　　　　1日3回　毎食後　5日分

一通り説明して薬をお渡ししたが，まだ何か不安そうである。そこで，もう少し話を聞いてみると，5カ月になるお子さんがいらっしゃるとのこと。

Lさんの訴え　子どもが重くなってきて，手首が痛くて整形外科に行きました。腱鞘炎だそうで，薬を1日3回飲むように言われました。実は，その子のお兄ちゃんのときにも同じようなことがあって，そのときは内科に行ったんですが，授乳を中止するように言われたんです。同じ薬をもらったと思うんですが…。

子どもは5カ月で6kgです。離乳食はまだ始めていなくて，1日6回授乳しています。今の状態ではきついので，できたら痛いときに服用しようかと思っているんですが…。いざ薬を飲むと思うと，授乳してもよいか，とても不安になってきました。やっぱり私，おっぱいをあげたいです。痛いのは我慢します！

注目するポイントはここ！

薬を処方された授乳婦の不安に応える場合に注目するポイントは2つ。❶授乳の必要性と薬の必要性，❷薬の母乳移行性である。

❶授乳の必要性と薬の必要性

5カ月の乳児で，現在まで母乳で育児をしている。母親は腱鞘炎で，育

155

第5章　代表的な薬の安全性と授乳婦への対応

児にも支障が出ている。

❷ 薬の母乳移行性

　ロキソプロフェンナトリウム水和物の移行性を考えるための情報は以下の通り。

- 分子量：304.31 ダルトン
- 剤形：経口剤（小児適応なし）
- 分配係数（pH7付近，1−オクタノール/水）：0.82［水溶性］
- 酸性/塩基性：酸性（pKa 4.2）
- 蛋白結合率：［未変化体］97.0%　［trans−OH体］92.8%
- 代謝物活性：あり（プロドラッグ：活性体は trans−OH体）
- 半減期：1.2時間（trans−OH体 1.3時間）
- 乳児相対摂取量：8.3%（理論計算値の M/P 比を用いた参考値）

今回のケースの考え方

❶ 授乳の必要性と薬の必要性

　5カ月まで母乳育児をしてきた母親である。母乳育児ができている現状を維持する必要がある。腱鞘炎は，育児中の母親にとってつらいところだが，慢性的な疾患ではなく，薬は短期的に服用する。したがって，授乳も服薬も必要と考えられる。

❷ 薬の母乳移行性

　愛知県薬剤師会の妊娠・授乳サポート薬剤師が応需した相談事例のうち，授乳婦からの相談が多かった解熱消炎鎮痛薬のトップ3の情報をまとめて**表**に示す。ロキソプロフェンには移行しにくい要素が多い。ロキソプロフェン自体は，血液のpHに近い場合は水溶性であり，その活性代謝物も trans−OH体で，水溶性である。蛋白結合率は高く，弱酸性薬物である。pKaは4.2であり，母親の血中のpHでは分子型の存在比は非常に小さい。

　つまり，ロキソプロフェンは母親の血中から母乳へ移行しにくい性質をもっている。また，母乳へ移行した活性代謝物を乳児が飲んだとしても，trans−

1 解熱消炎鎮痛薬

表　授乳婦からの相談が多い解熱消炎鎮痛薬

	薬剤名	アセトアミノフェン	ロキソプロフェンナトリウム水和物	イブプロフェン
	妊娠・授乳サポートシステム事例登録数(2012～2018年末)	926件	363件	48件
薬剤情報	小児用薬用量設定,小児適応	乳児適応あり	小児適応なし	小児適応あり(5歳～)
	剤形	経口剤	経口剤	経口剤
	分子量	151.16ダルトン	304.31ダルトン	206.28ダルトン
	分配係数	0.8	0.82	9.92
	脂溶性	水溶性	水溶性	脂溶性
	蛋白結合率	8～40%	97.0%（未変化体）92.8%（trans−OH体）	99%
	酸性/塩基性	酸性	酸性	酸性
	pKa	9.5	4.2	5.2
	半減期（$T_{1/2}$）	2.36時間	1.22時間（未変化体）1.31時間（trans−OH体）	1.8時間
	M/P比	0.91～1.42[*1]	0.40〔酸性（pKa=4.2）として計算〕	0.40〔酸性（pKa=5.2）として計算〕
	RID	8.8～24.2%[*1]	8.3%（計算値）	0.1～0.7%[*1]
文献情報	添付文書(授乳に関する記載)	記載なし	授乳中の婦人に投与することを避け、やむをえず投与する場合には授乳を中止させること	授乳中の婦人に投与することを避け、やむをえず投与する場合には授乳を中止させること
	妊娠と授乳改訂2版(授乳に関する記載)	安全	安全	安全
	LactMed（抜粋）	アセトアミノフェンは，授乳中の母親の解熱・鎮痛に適している。母乳中に含まれる量は通常の乳児への投与量よりはるかに少ない。母乳育児中の乳児における有害事象はまれである。	収載なし	母乳中のその極めて低い濃度，短い半減期および，母乳中に排出されるよりはるかに高い用量で乳児において安全に使用されていることから，イブプロフェンは，授乳中の母親における解熱・抗炎症薬として好ましい選択である。
	MMM 17thの分類	L1（Extensive Data−Compatible）	収載なし	L1（Extensive Data−Compatible）

＊1　Medications and Mothers' Milk 17thより引用。

OH体である活性代謝物は，乳児の消化管から吸収されにくい（そのままでは消化管から吸収されにくいのでプロドラッグである）。

さらに，半減期は1時間強であるため，母親の血中濃度が低い時間帯を考慮しやすい。乳児相対摂取量（RID）は，乳児に対する影響を判断する一つの目安であるが，10％以下ならほとんど影響がないと考えられている。

ロキソプロフェンの場合，計算値を利用してM/P比を算出しても約8.3％であり，問題はないと考えられる。ただし，インタビューフォームには，動物実験およびヒトでの試験においても，未変化体およびtrans–OH体のいずれも測定限界以下であったことが記載されており，移行しないと考えられる[1]。なお，ロキソプロフェンは日本開発の薬であるため，Lact Medには収載されていない。

つまり，この母親は，痛みに耐えながら，母乳をあげる必要はないのである。もしアドバイスするとしたら，次のような具合になるであろう。

・━━━━ 今回のケースでのアドバイス例 ━━━━・

この薬は母乳にほとんど移行しませんので，授乳が可能です。痛いのを我慢せず，服用して大丈夫です。もし，どうしても気になるようなら，授乳してすぐに服用するようにすれば，次の授乳までに血液中の薬の濃度も下がっていますので，さらに安心です。

解熱消炎鎮痛薬で最も相談が多いのがアセトアミノフェンである。アセトアミノフェンも移行しにくい性質をもつ薬である。RIDは，悪く見積もって計算値が24％となるが，これまでにヒトの母乳への移行について検討されており，いずれも移行量は少なく，母乳哺育を中断する必要はないとされている[2]。

ロキソプロフェンと同じくプロピオン酸系のイブプロフェンについても，同様である。母乳への移行は少なく，RIDも低く，半減期も短く，小児のイブプロフェンの薬用量の0.2％程度であり，授乳中の母親の解熱消炎鎮痛薬として推奨されている。

1 解熱消炎鎮痛薬

参考文献

1）ロキソニン錠60mg/ロキソニン細粒10％インタビューフォーム（第20版，2018年1月改訂）

2）Bitzen PO, et al.：Excretion of Paracetamol in Human Breast Milk. European Journal of Clinical Pharmacology, 20（2）：123-125, 1981

（大津 史子）

第2部

授乳と薬

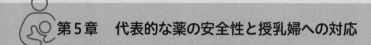

第5章 代表的な薬の安全性と授乳婦への対応

2 抗生物質，鎮咳薬

今回のケース

Mさん（32歳）が内科の処方せんを持って来局した。処方内容は以下の通り。

```
クラリスロマイシン錠200mg    1回1錠  1日2回  朝夕食後  3日分
デキストロメトルファン臭化水素酸塩水和物錠15mg  1回2錠
カルボシステイン錠500mg      1回1錠  1日3回  毎食後    3日分
```

自宅に帰ってから，つらそうな声で電話がかかってきた。

Mさんの訴え　咳がひどくて熱もあって，だるくてつらいです。実は6カ月の子どもに母乳をあげているので，薬を飲むのが嫌で，ずっと薬は飲まないで過ごしていました。でも，我慢するのも限界で，咳は夜まで続くし体はだるいし，母乳を与えるのも大変になってしまいました。
　病院では急性気管支炎と言われました。先生から「抗生物質を飲んで安静にしていれば2～3日で回復するでしょう」と言われたんですが，抗生物質は強い薬ですよね？　いざ飲もうと思ったら，母乳に影響が出るんじゃないかと心配になってきました。
　咳止めなども必要ないなら飲みたくないんですが，咳き込んで苦しいので，飲みたい気持ちもあります。薬を飲んでいる間は母乳を中止すればよいとは思いますが，子どもが母乳を欲しがって泣くので…。どうすればよいか，私も泣きたくなります。母乳を与えるのは1日5回くらいです。

注目するポイントはここ！

薬を処方された授乳婦の不安に応える場合に注目するポイントは2つ。
❶授乳の必要性と薬の必要性，❷薬の母乳移行性である。

❶ 授乳の必要性と薬の必要性

6カ月の乳児で母乳哺育をしている母親である。急性気管支炎で，咳が激しく，育児にも支障が出ている。

❷ 薬の母乳移行性

クラリスロマイシンとデキストロメトルファン臭化水素酸塩水和物の母乳移行性を考えるための情報は以下の通り。

①クラリスロマイシン
- 分子量：747.95ダルトン
- 剤形：経口剤（小児適応あり）
- 分配係数（pH7付近，1-オクタノール/水）：7.18［脂溶性］
- 酸性/塩基性：塩基性（pKa 8.48）
- 蛋白結合率：42％
- 代謝物活性：なし
- 半減期：4.04時間
- 乳児相対摂取量：2.1％（MMM 17th*より）

②デキストロメトルファン臭化水素酸塩水和物
- 分子量：370.32ダルトン
- 剤形：経口剤〔小児適応なし。乳児（3カ月以上）適応のある配合シロップ剤あり〕
- 分配係数（pH7付近，1-オクタノール/水）：16.98［脂溶性］
- 酸性/塩基性：塩基性（pKa 7.97）
- 蛋白結合率：記載なし
- 代謝物活性：あり（デキストロルファン）
- 半減期：3.6時間
- 乳児相対摂取量：0.05％〔M/P比（計算値）使用による参考値〕

＊：MMM 17th：Medications and Mothers' Milk 17th

第2部 授乳と薬

今回のケースの考え方

授乳していても母親本人の調子が悪ければ，子どもを連れて受診することはまずない。つまり，授乳婦かどうかは，薬剤師側からきちんと聞かないと

第5章　代表的な薬の安全性と授乳婦への対応

わからないわけである。

　Mさんの場合も，薬を渡す際には質問はなかったが，いざ服薬するとなると心配が募ってきたようである。

❶ 授乳の必要性と薬の必要性

　お子さんは6カ月である。ずっと母乳哺育をしてきた母親であり，母乳育児を継続できる環境を維持したい。また，母親の症状としては，咳がひどく，相当消耗している。慢性的な疾患ではないため，薬は短期的に服用する。したがって，授乳も薬も必要と考えられる。

❷ 薬の母乳移行性
☐ 抗生物質の授乳への影響

　愛知県薬剤師会の妊娠・授乳サポート薬剤師が応需した相談事例約6,000事例のうち，相談の多かった抗生物質は1位セフカペン，2位クラリスロマイシン，3位セフジトレンだった。それぞれのプロフィールを表1に示す。

　クラリスロマイシンは小児適応があるが，脂溶性であるため，わずかだが母乳へ移行する。しかし，乳児相対摂取量（RID）は2.1%（MMM17th）とされている。また，実際に母乳中のクラリスロマイシン濃度を測ると，6カ月の小児用量の1%未満であり，母親への投与量の1.7%と報告されている[1]。したがって，Mさんが服用して授乳しても，乳児に大きな影響を与えることはないと考えられる。もちろん腸内細菌へ影響する可能性はあるため，便の状態を観察するように注意すべきである。

　マクロライド系の抗生物質は授乳による影響が小さいとされている。セフカペンやセフジトレンも基本的に授乳が可能である。両剤とも母乳へ移行するが，その量はわずかで，乳児に大きな影響を与えることはない。

　経口の抗生物質のうち，使用時の授乳に注意が必要なのはテトラサイクリン系とニューキノロン系である。テトラサイクリン系は，以前より乳児の歯の着色が生じるとされているが，母乳への移行は悪いため，短期間の使用では害は少ない。ただ，ミノサイクリンでは母乳が黒く変色する例も報告され

ているため[2]，慢性的な使用は避けるべきである。また，ニューキノロン系は他の抗生物質よりも母乳への移行性が高く，乳児の関節障害のリスクもあることから積極的な使用は避ける。

2 鎮咳薬・去痰薬の授乳への影響

前述の妊娠・授乳サポート薬剤師が応需した相談事例のうち，相談の多かった鎮咳薬・去痰薬は1位カルボシステイン，2位デキストロメトルファン，3位チペピジンだった。それぞれのプロフィールを表2に示す。デキストロメトルファンは脂溶性であり，母乳への移行が考えられるが，小児用のシロップ剤がある。M/P比の計算値による参考値ではあるがRIDは0.05％と低いため，授乳婦への投与に問題はないと考えられる。

授乳婦からの相談事例においては，圧倒的にカルボシステインが多かった。カルボシステインは水溶性かつ酸性であり，母乳にも移行しにくい。また，チペピジンも乳児適応があり，母乳への移行は少ないと考えられるため，授乳婦の使用について問題はない。

要注意はコデインリン酸塩やジヒドロコデインリン酸塩を含む鎮咳薬である。ジヒドロコデインは，そのままではオピオイド受容体に結合できないが，ジヒドロコデインの約10％がCYP2D6によりO－脱メチル化を受け，ジヒドロモルヒネに変換されることが知られている。もしも母親がCYP2D6のウルトララピッドメタボライザーであった場合，その血中にはモルヒネが存在することになる。モルヒネのRIDは9～35％（MMM 17thより）とされており，母乳へ移行し乳児に影響することが予測される。

3 コデイン摂取でモルヒネの副作用が出ることも

Korenらは，会陰切開の除痛のためにコデインを使った母親が母乳哺育をしていたところ，新生児に哺乳困難や嗜眠がみられ，母乳の摂取不良により新生児死亡に至った例を報告している[3]。この例では母親自身にも眠気や便秘がみられ，母乳中のモルヒネ濃度は87ng/mLだった。モルヒネ60mgを6時間ごとに投与する場合，血中濃度は通常1.9～12.5ng/mLであり，これ

第5章　代表的な薬の安全性と授乳婦への対応

表1　授乳婦からの相談が多い抗生物質

薬剤名		セフカペン ピボキシル塩酸塩水和物	
妊娠・授乳サポートシステム事例登録数 （2012～2018年末）		351件	
薬剤情報	小児用薬用量設定，小児適応	小児適応あり	
	剤形	経口剤	
	分子量	622.11 ダルトン	
	分配係数	104	
	脂溶性	脂溶性	
	蛋白結合率	45%	
	酸性/塩基性	塩基性	
	pKa	3.7	
	半減期（T$_{1/2}$）	1.01 時間	
	M/P比	1.0[*1] 〔塩基性（pKa＝3.7）として計算〕	
	RID	3.20%（計算値）	
文献情報	添付文書（授乳に関する記載）	記載なし	
	妊娠と授乳 改訂2版（授乳に関する記載）	安全	
	LactMed（抜粋）	収載なし	
	MMM 17thの分類	収載なし	

＊1　M/P比（計算値）：母乳pH7.0，血液pH7.4と仮定し，酸性/塩基性とpKaからM/P比を計算したもの。
　　pKaが複数存在する医薬品の場合，上表中のpKaを入力して強制的にM/P比を算出した。
＊2　MMM 17th (Medications and Mothers'Milk 17th) より引用。

を考慮すると非常に高濃度のモルヒネが母乳中にあり，それを飲んだ新生児に害が及んだと考えられる。

　日本人の場合，CYP2D6のウルトララピッドメタボライザーの頻度は1％程度といわれているため，実際にこのような患者に遭遇する機会は少ないと

2 抗生物質，鎮咳薬

クラリスロマイシン	セフジトレン ピボキシル
316件	250件
小児適応あり	小児適応あり
経口剤	経口剤
747.95 ダルトン	620.72 ダルトン
7.18	＞1,000
脂溶性	脂溶性
42%	91.5%
両性	塩基性
8.48	3.1
4.04 時間	0.8 時間
＞1[*2]	1.0[*1]〔塩基性（pKa＝3.1）として計算〕
2.1%[*2]	4.15%（計算値）
本剤投与中は授乳を避けること	記載なし
安全	安全
母乳への移行は少なく，乳児に直接投与される薬であるため，授乳婦への投与が可能。母乳への移行は少なく，乳児に副作用を起こすことはあまりない。乳児の腸内細菌には影響することがあるので，おむつなどを観察し，下痢やカンジダ症には注意する。	この薬の情報はないが，一般的にセファロスポリン系薬の授乳婦への投与は可能で，乳児に副作用を引き起こすことは考えられない。セフジトレンは授乳婦に使用可能である。
L1（Limited Data−Compatible）	L2（No Data−Probably Compatible）

考えられる。しかし，ジヒドロコデインはOTCでも医療用でも鎮咳薬に配合され頻用されることから，患者が誤って併用したり，長期にわたり使用を継続している場合は，モルヒネの副作用が起こり得ることを念頭に置いておきたい。

第5章　代表的な薬の安全性と授乳婦への対応

表2　授乳婦からの相談が多い鎮咳薬

	薬剤名	カルボシステイン	デキストロメトルファン臭化水素酸塩水和物	チペピジンヒベンズ酸塩
	妊娠・授乳サポートシステム事例登録数（2012～2018年末）	609件	276件	182件
薬剤情報	小児用薬用量設定，小児適応	小児適応あり	なし〔乳児（3カ月以上）適応のある配合シロップ剤あり〕	乳児適応あり
	剤形	経口剤	経口剤	経口剤
	分子量	179.19ダルトン	370.32ダルトン	517.66ダルトン
	分配係数	0.0	16.98	記載なし
	脂溶性	水溶性	脂溶性	判断できない
	蛋白結合率	0.0%	記載なし	記載なし
	酸性/塩基性	両性	塩基性	塩基性
	pKa	7.56	7.97	9.2
	半減期（$T_{1/2}$）	1.6時間	3.6時間	1.8時間
	M/P比	0.75*（酸性として計算）	2.19*（塩基性として計算）	2.49*（塩基性として計算）
	RID	1.43%（計算値）	0.05%（計算値）	0.58%（計算値）
文献情報	添付文書（授乳に関する記載）	記載なし	記載なし	記載なし
	妊娠と授乳 改訂2版（授乳に関する記載）	情報不足	安全	情報不足
	LactMed（Summary）	収載なし	デキストロメトルファンの母乳分泌やその影響については検討されていない。通常の母親の投与量では乳児に何らかの影響が与えられることはなさそうである。特に2カ月以上。	収載なし
	MMM 17thの分類	収載なし	L3（No Data-Probably Compatible）	収載なし

*　M/P比（計算値）：母乳pH7.0，血液pH7.4と仮定し，酸性/塩基性とpKaからM/P比を計算したもの。pKaが複数存在する医薬品の場合，上表中のpKaを入力して強制的にM/P比を算出した。

2 抗生物質，鎮咳薬

―・今回のケースでのアドバイス例・―

　おつらいですよね。よく頑張ってこられていると思います。今出ているお薬は，子どもにも使われているお薬です。少し母乳に移行しますが，その量は子どもが飲む小児用量の1％程度と考えられています。お母さんが相当お疲れですので，お薬を飲んで休息をとっていただいて母乳をあげてください。お母さんの母乳には免疫物質が分泌されており，これは赤ちゃんを感染から守っています。

Dr.の視点

　家族で同時に上気道炎が起こることは多いが，自分の子どもを小児科に連れていっても，母親自身はよほどひどい症状でない限り，わざわざ内科を受診することは少ないようである。OTC薬や医療用薬の総合感冒薬を使用する場合，強い眠気を催す抗ヒスタミン薬，あるいはコデイン，サリチルアミドなどが含まれていないか注意を要する。また，上気道炎はほとんどがウイルス感染によるもので，それらに抗菌薬は無効である。下気道の細菌感染が疑われたら適応を考慮して抗菌薬を選択するが，テトラサイクリン系やニューキノロン系が必要となることは少ない。抗菌薬の母乳移行量は小児薬用量に比べると微量で問題になることはないが，小児適応のある薬を用いることは母親のアドヒアランスを上げることになるだろう。

　小児科領域では最近，「第1世代の抗ヒスタミン薬は熱性痙攣閾値を下げる」，「ピボキシル基をもつ抗菌薬の使用で低カルニチン血症が起こる」などのエビデンスをもとに，上気道炎に対する処方が見直されている。「風邪にかかったお母さんの母乳」は，その病原体に対する特異的免疫を多く含んでおり，何より「赤ちゃんにとって最強の風邪薬」である。

瀬尾 智子（緑の森こどもクリニック 院長）

第2部

授乳と薬

167

第5章　代表的な薬の安全性と授乳婦への対応

参考文献

1) Sedlmayr T, et al.：Clarithromycin, a new macrolide antibiotic. Effectiveness in puerperal infections and pharmacokinetics in breast milk. Frauenheilkd, 53 (7)：488-491, 1993

2) Hunt MJ, et al.：Black breast milk due to minocycline therapy. Br J Dermatol, 134 (5)：943-944, 1996

3) Koren G, et al.：Pharmacogenetics of morphine poisoning in a breastfed neonate of a codeine-prescribed mother. Lancet, 368 (9536)：704, 2006

（大津 史子）

第5章　代表的な薬の安全性と授乳婦への対応

３　抗ウイルス薬

今回のケース

　産後1カ月で母乳育児をしているNさん（28歳）が，1週間前より背中の左側に強い痛みを感じ，数日後に水ぶくれやかゆみが出てきたため，近医を受診。帯状疱疹と診断され，以下の処方せんを持って不安そうに来局された。児は39週で生まれ，出生体重は2,850g，健康状態に問題はない。

　バラシクロビル塩酸塩錠500mg　　1回2錠
　　　　　　　　　　　　　　　　　1日3回　朝昼夕食後　7日分
　アセトアミノフェン錠200mg　　　1回2錠　疼痛時　20回分
　ビダラビン軟膏3%　　　　　　　　1日1〜4回　塗布

Nさんの訴え　1カ月前に出産し，最近は約3時間ごとに授乳をしていると先生にお話ししたのですが，私の病気を治すために必要だからと薬が処方されました。薬を飲んでしまうと，母乳に薬が混ざって赤ちゃんに悪影響があるんじゃないかと心配です。インターネットで調べたら，薬を飲んだ後に時間を空けて授乳する方法があるそうですが，なかなかイメージしづらくて…。赤ちゃんのためには，母乳をやめて人工乳をあげたほうがよいのでしょうか。それとも，母乳をあげるために私が痛みやかゆみを我慢すればよいのでしょうか。

注目するポイントはここ！

　薬を処方された授乳婦の不安に応える場合に注目するポイントは2つ。❶授乳の必要性と薬の必要性，❷薬の母乳移行性である。

❶授乳の必要性と薬の必要性

　産後1カ月で，母乳育児をしている母親である。帯状疱疹と診断され，

第2部　授乳と薬

169

第5章　代表的な薬の安全性と授乳婦への対応

強い痛みやかゆみがあり，医師は薬物治療が必要と判断している。症状が増悪して長期化することを防ぐため，また，帯状疱疹後神経痛などのリスクを低下させるために早期の治療が重要である。

❷ 薬の母乳移行性

バラシクロビル塩酸塩の母乳移行性に関する情報は以下の通り。アセトアミノフェンとビダラビンについては後述する。

- 分子量：360.80ダルトン
- 剤形：経口剤（小児適応あり）
- 分配係数（pH4.2の値，1-オクタノール/水）：0.00467［水溶性］（IF[*1]より）
- 酸性・塩基性：塩基性（pKa 7.47）
- 蛋白結合率：13.5～17.9%
- 代謝物活性：アシクロビルに加水分解され作用を示す
- 半減期：2.96時間（アシクロビルの値，MMM 17th[*2]より）
- 乳児相対摂取量：7.50%（M/P比＝4.1にて計算）

＊1　IF：医薬品インタビューフォーム　＊2　MMM 17th：Medications and Mother's Milk 17th

今回のケースの考え方

❶ 授乳の必要性と薬の必要性

母乳育児は乳児と母親の両方に利点がある。乳児にとって，母乳は栄養バランスが最適であり，消化・吸収・排泄が良いため内臓への負担が少ない。また，感染症，潰瘍性大腸炎，糖尿病，白血病などの急性および慢性疾患を予防する効果もあるとされている。母親にとっては，母乳は子宮復古の促進，出産後の体重減少，卵巣がんや乳がんのリスク低下といった効果があると考えられている。母子の絆が形成されるという利点もある。

母乳が作られ続けている時期に自己判断で急に断乳することで，乳腺炎などのトラブルを招いたり，服薬終了後も授乳の再開が困難になる可能性がある。安易に断乳を勧めることは控えたほうがよい。

3　抗ウイルス薬

　帯状疱疹は，潜伏感染している水痘・帯状疱疹ウイルスの再活性化が原因であり，ストレスや疲労による免疫力の低下が原因で発症することがある。症状が増悪して長期化することを防ぐために，また，帯状疱疹後神経痛など後遺症のリスクを低下させるために早期からの適切な治療が重要である。治療には抗ウイルス薬が有効で，水痘・帯状疱疹ウイルスの増殖抑制を促すことで，治癒までの期間短縮が期待できる。

　今回処方されたバラシクロビルは，アシクロビルの経口吸収性を改善したプロドラッグ（アシクロビルのL－バリルエステル）である。経口投与後速やかに消化管より吸収された後，活性代謝物であるアシクロビルに加水分解され，水痘・帯状疱疹ウイルスに対し強力な抗ウイルス作用を示す。

　疼痛に対しては鎮痛薬で対処する。水疱の部位に外用剤を使用することもある。薬物治療を進めると同時に，安静にして体力を回復させることも大切である。

② 薬の母乳移行性

① バラシクロビル

　バラシクロビルはプロドラッグであり，体内で活性代謝物のアシクロビルに変化する。Medications and Mothers' Milk 17thを参照すると，アシクロビルはRID（乳児の摂取量/母親の摂取量）が1.09〜1.53％で母乳移行性は低い。また，そもそもアシクロビルは水溶性で，バイオアベイラビリティが10〜20％と非常に低い。つまり母乳中にアシクロビルがわずかに含まれていたとしても，児が吸収するのは，それよりさらに少ない量となる。

　実際に，母乳を介した乳児の摂取量は，新生児に治療目的で使用する量の1％以下であったことが複数の研究において報告されており，乳児への影響について過度に懸念する必要はないと考えられる。一般的にRID＜10％であれば安全とされているが，M/P比を4.1と高く見積もった結果でもRIDは7.5％と算出される。

　また，これまでに授乳中にバラシクロビルを服用して乳児に何らかの影響があったという報告はない。バラシクロビル服用群とプラセボ群における児の

第2部

授乳と薬

171

第5章　代表的な薬の安全性と授乳婦への対応

有害事象を比較した研究があるが，バラシクロビル服用群の児の有害事象リスク上昇は認められていない[1]。

2 アセトアミノフェン

一般的にアセトアミノフェンは授乳中も安全と考えられており，解熱鎮痛薬のなかで第一選択薬として使用される。

3 ビダラビン

ビダラビンの授乳中の使用に関する報告はないが，一般的に，外用剤を局所使用しても全身への移行はわずかであるため問題ないとされている。実際に，帯状疱疹患者の病変部に3％ビダラビン軟膏を外用し，外用開始24時間後までの血漿中ビダラビンと代謝産物濃度を測定した結果，検出限界（$0.05\,\mu\mathrm{g/mL}$）以下だったと報告されている[2]。血液中への移行がなければ，母乳中へ移行しない。

今回のケースでの対応

Nさんの例では，今回処方された薬の母乳移行による乳児への危険性と比較して，服薬継続しながら母乳育児を行っていく利点のほうが大きく上回ると考えられる。バラシクロビルを1日3回服用しながら毎回T_{max}を避けて授乳することは，母乳育児の負担を増やしてしまう可能性がある。Nさんには今回処方された薬ではそのような時間調節の必要がないこと，帯状疱疹の治癒のためには十分な休息も大切であることを説明する。

● 今回のケースでのアドバイス例 ●

飲み薬については，授乳中に服用してもお母さんの母乳中の薬の量はわずかであり，母乳を介して赤ちゃんが飲む薬の量は，とても少ないことがわかっています。また，この薬には粉薬もあって，赤ちゃん自身が治療薬とし

て服用することもある薬です。したがって，影響を過度に懸念する必要はないと考えられます。なお，外用剤の塗り薬については，部分的に使用しても全身への移行はわずかであるため問題ないとされています。安心して使用していただいて，体調を整えていきましょう。

　愛知県薬剤師会の妊娠・授乳サポート薬剤師が応需した相談事例のうち，授乳婦からの相談が多かった代表的な抗ヘルペスウイルス薬を表1に示す。今回の事例で説明したバラシクロビルやビダラビンの相談事例が多かった。アシクロビルについては，バラシクロビルについて述べる際に説明しているが，水溶性でバイオアベラビリティが低く，乳児が消化管から吸収するのはごく少量となる。

抗インフルエンザウイルス薬と授乳

　愛知県薬剤師会の妊娠・授乳サポート薬剤師が応需した相談事例のうち，授乳に関する相談が多かった代表的な抗インフルエンザウイルス薬を表2に示す。

　抗インフルエンザウイルス薬は投与時に授乳を避けるよう添付文書に記載があるが，実際に母乳に移行するのはごく少量であるため，授乳の利益が不利益を上回ると考えられる。

　授乳婦がオセルタミビルを内服した場合，母乳中の最高濃度は38.2ng/mLであり，乳児の最大摂取量は0.012mg/kg/日と見積もられ，小児の標準量（2〜4mg/kg/日）と比較してかなり少量であったとの報告がある[3]。

　ザナミビルは吸入剤であり，母体血中に吸収される薬はごく微量であるため，母乳を介して乳児に影響を及ぼす可能性は低いと考えられる。インフルエンザ（H1N1）2009流行時には，米国疾病予防局（CDC）はインフルエンザに罹患した授乳婦へのオセルタミビルまたはザナミビルの投与を推奨している[4]。

　また，2010年に長時間作用型吸入剤のラニナミビル，点滴静注のペラミビ

第5章　代表的な薬の安全性と授乳婦への対応

表1　授乳婦からの相談が多い抗ヘルペスウイルス薬

	薬剤名	バラシクロビル塩酸塩	アシクロビル	ビダラビン
	妊娠・授乳サポートシステム事例登録数（2012～2018年末）	57件	5件	22件
薬剤情報	小児用薬用量設定,小児適応	小児適応あり	小児適応あり	なし
	剤形	経口剤	経口剤	外用剤
	分子量	360.80 ダルトン	225.20 ダルトン	267.24 ダルトン
	分配係数	0.00467（pH4.2の値）	0.06	0.0077[*1]
	脂溶性	水溶性	水溶性	水溶性
	蛋白結合率	13.5～17.9%	9～33%	記載なし
	酸性/塩基性	塩基性	塩基性	塩基性
	pKa	7.47	9.35	3.7
	半減期（$T_{1/2}$）	2.96時間（アシクロビルの値）	2.43時間	記載なし
	M/P比	0.6～4.1[*2]（アシクロビルの値）	0.6～4.1[*2]	1.00[*3]〔塩基性（pKa＝3.7）として計算〕
	RID	7.50%（M/P比＝4.1にて計算）	0.72%（M/P比＝4.1にて計算）	経皮吸収性は低いと考えられ，塗布時の血中濃度は検出限界以下のため計算不可
文献情報	添付文書（授乳に関する記載）	授乳婦への投与は慎重に行うこと	本剤投与中は授乳を避けさせること	記載なし
	妊娠と授乳 改訂2版（授乳に関する記載）	安全	安全	情報不足
	LactMed（Summary）	バラシクロビル服用後の母乳中のアシクロビルによる投与量は，典型的な乳児の投与量の1％未満であり，母乳育児中の乳児に悪影響を引き起こすとは考えにくい。母乳育児中にバラシクロビルを使用する場合，特別な注意は必要ない。	母体投与量が最大量だったとしても，乳汁中のアシクロビルの投与量は典型的な乳児用投与量の約1％にすぎず，母乳育児中の乳児に悪影響を及ぼすとは考えにくい。	収載なし
	MMM 17thの分類	L2（Limited Data-Probably Compatible）	L2（Limited Data-Probably Compatible）	収載なし

＊1　DrugBank より引用。（http://www.drugbank.ca）
＊2　MMM 17th（Medications and Mothers' Milk 17th）より引用。
＊3　M/P比（計算値）：母乳pH7.0，血液pH7.4と仮定し，酸性/塩基性とpKaからM/P比を計算したもの。pKaが複数存在する医薬品の場合，上表中のpKaを入力して強制的にM/P比を算出した。

174

3　抗ウイルス薬

表2　授乳婦からの相談が多い抗インフルエンザウイルス薬

薬剤名		オセルタミビルリン酸塩	ザナミビル水和物	ラニナミビルオクタン酸エステル水和物
妊娠・授乳サポートシステム事例登録数（2012〜2018年末）		51件	41件	75件
薬剤情報	小児用薬用量設定，小児適応	乳児適応あり	小児適応あり	小児適応あり
	剤形	経口剤	吸入剤	吸入剤
	分子量	410.40ダルトン	332.31ダルトン	490.55ダルトン
	分配係数	0.54	測定不可能	1
	脂溶性	水溶性	水溶性	中間
	蛋白結合率	未変化体≦50%活性代謝物≦3%	≦14%	未変化体67〜70%活性代謝物≦0.4%
	酸性/塩基性	塩基性	両性	不明
	pKa	7.75	約2.4（カルボキシル基）約13（グアニジノ基）	記載なし
	半減期（$T_{1/2}$）	活性代謝物6.4時間	2.56時間	未変化体2.70時間活性代謝物74.4時間
	M/P比	2.05[*1]〔塩基性（pKa＝7.75）として計算〕	0.40[*1]〔酸性（pKa＝2.4）として計算〕	計算不可
	RID	0.47%[*2]	0.44%[*1]〔M/P比（計算値）にて計算〕	計算不可
文献情報	添付文書（授乳に関する記載）	授乳を避けさせること	授乳を避けさせること	授乳を避けさせること
	妊娠と授乳 改訂2版（授乳に関する記載）	安全	安全	安全
	LactMed（Summary）	限られたデータであるが，オセルタミビルとその活性代謝物質は母乳中少量しか分泌されないことが示されている。母体への1日150mgの投与量では，母乳汁中の濃度は低く，特に乳児が2カ月を超える場合，母乳育児中にいかなる悪影響も引き起こさないと予想される。1歳以上の幼児が実際の治療時に直接摂取しうる投与量は，母乳を介して摂取される量よりはるかに多い量である。	母乳育児中のザナミビルの使用に関する情報はない。ある著者のグループは，10mgを吸入した母親から，5kgの幼児が母乳を摂取した際，1日約0.075mgが母乳を介して摂取すると推定している。さらに，年長児の使用量の1%未満である。さらに，ザナミビルは経口吸収されにくいため，臨床的に重大な量が乳児の血液中に到達する可能性は低いだろう。	収載なし
	MMM 17thの分類	L2（Limited Data–Probably Compatible）	L2（No Data–Probably Compatible）	収載なし

＊1　M/P比（計算値）：母乳pH7.0，血液pH7.4と仮定し，酸性/塩基性とpKaからM/P比を計算したもの。pKaが複数存在する医薬品の場合，上表中のpKaを入力して強制的にM/P比を算出した。
＊2　MMM 17th（Medications and Mothers' Milk 17th）より引用。

第2部　授乳と薬

175

第5章　代表的な薬の安全性と授乳婦への対応

ルが販売された。ラニナミビルについても，5例の授乳婦で吸入後の母乳中の薬は検出感度以下であったとの報告がある[5]。授乳中のペラミビル点滴投与に関する情報は限定的であるが，現在のところ，乳児に影響を及ぼしたとの報告はない。同剤のバイオアベイラビリティは低く，理論的には一般的な臨床量を母親に投与しても，母乳を介した乳児の血中への移行はほとんどないと考えられるが，新薬で注射剤の本剤をあえて選択する必要はないと考える。授乳婦の治療を最優先とし，状態に応じて薬を選択する必要がある。

　日本産科婦人科学会・日本産婦人科医会の「産婦人科診療ガイドライン──産科編2017」では，薬の児への影響とともに，医薬品の有益性・必要性および授乳の有益性についても説明し，母乳保育を行うか否かの授乳婦自身の決定を尊重し支援していく旨が追加された。正しく評価した情報を適切に母親に提供することで，納得して母乳育児や薬物治療を受けられるよう薬剤師がサポートしていくことが重要である。

Dr.の視点

　帯状疱疹のウイルスは水痘（水ぼうそう）のウイルスと同一である。過去に水痘に感染したことがある人は，治った後もウイルスが神経節に潜んでいて，体力が落ちたときに帯状疱疹を発症する。母親が帯状疱疹にかかったということは，過去に水痘の既往があるということで，39週の正期産児であれば胎内で水痘の免疫をもらってから生まれている。よって，赤ちゃんは水痘を発症しないか，発症しても軽症であることが予想される。この母親の体の中には今，水痘・帯状疱疹ウイルスに対する免疫グロブリンが多く産生され，それが母乳に分泌されるので，赤ちゃんを守るためにも母乳育児を続けることが勧められる。

　たとえ赤ちゃんが水痘を発症しても，1歳を過ぎたら水痘ワクチンを接種したほうがよい。乳児期に水痘に感染すると小児期に帯状疱疹を発症することがあるが，ワクチンはその発症を予防する効果があるとされている。産後間もない時期なので，母親は授乳以外のことはせず家事は

ほかの人が行うなど，母親がなるべく体を休められるように，周りの者の協力が求められる。

　赤ちゃんが水痘を発症した場合は抗ウイルス薬を使用するのが一般的なので，"母乳に薬が出る"（実際はほとんど出ない）から授乳を避けることも，赤ちゃんに"感染の恐れがある"（水痘・帯状疱疹ウイルスは母乳から感染しない）から授乳を避けることも不要である。

瀬尾 智子（緑の森こどもクリニック 院長）

参考文献

1）Drake AL, et al.：Infant safety during and after maternal valacyclovir therapy in conjunction with antiretroviral HIV-1 prophylaxis in a randomized clinical trial. PLoS One, 7（4）：e34635, 2012
2）安元慎一郎, 他：3%ビダラビン（アラセナA®）軟膏外用時のビダラビンとその代謝産物の血漿中濃度. 西日本皮膚科, 59（6）：907-909, 1997
3）Wentges-van Holthe N, et al.：Oseltamivir and breastfeeding. Int J Infect Dis, 12（4）：451, 2008
4）Centers for Disease Control and Prevention：Antiviral Agents for the Treatment and Chemoprophylaxis of Influenza：Recommendations of the Advisory Committee on Immunization Practices（ACIP）. MMWR, 60（1）：1-24, 2011
5）田中敏博, 他：授乳婦に対する抗インフルエンザ薬, ラニナミビルオクタン酸エステル投与の安全性（第二報）. 日本小児臨床薬理学会雑誌, 27（1）：98, 2014

（水野 恵司）

第5章 代表的な薬の安全性と授乳婦への対応

4 抗アレルギー薬

今回のケース

産後1カ月で母乳育児をしているOさん(29歳)が、下記の処方せんを持って来局した。

> フェキソフェナジン塩酸塩錠60mg　1回1錠　1日2回　朝夕食後　28日分

Oさんは毎年，季節性アレルギー性鼻炎（花粉症）でフェキソフェナジン塩酸塩錠を服用しており，内服のみで症状をコントロールできていた。妊娠期間はちょうど花粉の飛散量が少ない時期だったためか，来局はなかった。出産直前から花粉症の症状が発現し，本日，我慢できなくなって近医を受診した。薬の用意ができたので声をかけると，不安そうな表情をしている。児は40週で生まれ，出生体重は3,100g，健康状態に問題はないそうである。

Oさんの訴え　出産前から鼻がムズムズしていて，我慢していたんですが，あまりに症状がひどくなって病院に行きました。1カ月前に出産して母乳だけで育てていると先生にお話ししたら，「毎年使っている薬は授乳中でも安全に使えるし，つらいだろうから出しておくね」と説明されました。私にはよく効くみたいで，大丈夫なら使いたいんですが，待ち時間にインターネットで調べたら，「授乳を避けること」と出てきたので，不安になってきました。赤ちゃんのために授乳は続けたいのですが，くしゃみや鼻水を我慢しないといけないのでしょうか。

注目するポイントはここ！

薬を処方された授乳婦の不安に応える場合に注目するポイントは2つ。❶授乳の必要性と薬の必要性，❷薬の母乳移行性である。

❶ 授乳の必要性と薬の必要性

出産後1カ月で，母乳哺育をしている。授乳継続を希望。症状が我慢できなくなって受診し，医師は薬物治療が必要と判断している。例年の経過を聴取すると，いつもはフェキソフェナジン塩酸塩で軽快しているとのこと。患者本人も薬の有効性を信頼しており，症状緩和のために服薬は必要である。

※外用剤への変更も考えられるが，今回は主に経口剤について述べる。

❷ 薬の母乳移行性

フェキソフェナジン塩酸塩の母乳移行性に関する情報は以下の通り。

- 分子量：538.12ダルトン
- 剤形：経口剤（小児適応あり。ドライシロップ製剤は6カ月以上の小児から用法・用量の設定あり）
- 分配係数（pH7の値）：2.0〔脂溶性〕（IF[*1]より）
- 蛋白結合率：60〜82％
- 酸性／塩基性：両性〔pKa_1：4.25（カルボキシル基），pKa_2：9.53（ピペリジノ基）〕
- 代謝物活性：ほとんど代謝されない
- 半減期：9.6時間
- 乳児相対摂取量：0.5〜0.7％（MMM 17th[*2]より）

＊1 IF：医薬品インタビューフォーム ＊2 MMM 17th：Medications and Mothers' Milk 17th

第2部

授乳と薬

今回のケースの考え方

近年はITの普及により，患者も気軽に医薬品情報にアクセスでき，医薬品名で検索を行うと，添付文書の記載内容が上位に表示されることが多い。しかしながら，添付文書では「授乳を避けること」もしくは「授乳を中止させること」と記載されていることがほとんどである。

本事例でも処方された薬について自分なりに調べてみて，不安をおぼえたようである。単に授乳可否を伝えるだけでなく，薬物療法と授乳が両立できる理由を説明することが重要である。

179

第5章　代表的な薬の安全性と授乳婦への対応

❶ 授乳の必要性と薬の必要性

　乳児は1カ月前に生まれたばかりであり，母親は授乳を継続することを前提として，症状を我慢しなくてはいけないかと質問している。母乳哺育を希望する気持ちは強い。

　花粉症は，鼻閉による睡眠の質の悪化などにより，患者のQOLを低下させると考えられている[1]。本人はくしゃみや鼻水がつらく，症状の緩和を希望している。フェキソフェナジンは第2世代抗ヒスタミン薬であり，一般用医薬品としても発売され，広く使用されている。

　第2世代抗ヒスタミン薬は，季節性アレルギー性鼻炎の第一選択薬の一つである[2]。このほかの薬の選択として，薬の全身曝露を少なくするために局所外用剤の使用も考慮されるべきだが，本事例の場合は，これまでの治療歴でフェキソフェナジンが有効であるとわかっていることを重視し，まずは同薬の投与可否を判断することとする。また，薬物療法だけでなく，抗原を回避するためのマスクや眼鏡の着用など生活指導も重要である。

❷ 薬の母乳移行性

　愛知県薬剤師会の妊娠・授乳サポート薬剤師が応需した相談事例のうち，授乳婦からの相談が多かった抗ヒスタミン薬・抗アレルギー薬を**表1**に示す。

　抗ヒスタミン薬・抗アレルギー薬の相談事例で最も多かったのはフェキソフェナジンであり，次いでロラタジン，d−クロルフェニラミンであった。これらの薬についても授乳中の服用について考察する。

1 フェキソフェナジン

　フェキソフェナジンはテルフェナジンの主要代謝物として見出された医薬品であり，脂溶性であるが分配係数は比較的低い。Medications and Mothers' Milk 17thによるとMilk/Plasma比（M/P比）が0.21，乳児相対摂取量（RID）が0.5〜0.7％とある。RIDは一般的に10％未満であれば安全とされているため，母乳移行量は非常に少ないと推測される。

　また，フェキソフェナジンは小児適応をもち，5％ドライシロップ製剤では

180

6カ月以上の児に対する用法・用量設定がある。児が母乳を介してごく少量のフェキソフェナジンに曝露したとしても，有害作用を示すリスクは低いと考えられる。このほか，親薬物のテルフェナジンを使用した母親25名を対象に電話で追跡調査を行った結果，医学的な配慮が必要となるような症状を呈した乳児はいなかったという報告がある[3]。

2 ロラタジン

ロラタジンは脂溶性であり，母乳への移行が考えられるが，RIDは0.77〜1.19％と低いため，授乳婦への投与が問題となる可能性は低い。鎮静作用が弱い薬であり，乳児に鎮静作用に由来する有害事象が発生する可能性が低い。British Society for Allergy and Clinical Immunologyのガイドラインでは，授乳中に抗ヒスタミン薬投与が必要な場合にはロラタジンを推奨している[4]。

3 d−クロルフェニラミン

d−クロルフェニラミンは季節性アレルギー性鼻炎ではなく，感冒などで相談事例が多い薬であり，短期間の使用が多いと推測される。古典的な薬であるためか，ヒトにおける母乳移行のデータが見当たらない。物理化学的性質としては，脂溶性であり，塩基性薬物であるため母乳移行しやすいと推測される。第1世代抗ヒスタミン薬は一般的に鎮静性が強く，児の眠気などへの影響が考えられ，特に大量投与や長期投与には注意が必要である。

4 乳汁分泌への影響

LactMedでは抗ヒスタミン作用をもつ医薬品に共通して，母乳分泌への負の影響を懸念する記載があり，特にプソイドエフェドリンなどの交感神経刺激薬との併用時には注意が必要とされている。これは，高用量の抗ヒスタミン薬注射投与により血清プロラクチン値を低下させたという報告[5]に由来している。フェキソフェナジンは，わが国においてプソイドエフェドリンとの配合剤が2013年に発売されているが，プソイドエフェドリンが母乳分泌低下を招くという報告もあり[6]，母乳哺育中の女性が使用する際には注意が必要

第5章　代表的な薬の安全性と授乳婦への対応

表1　授乳婦からの相談が多い抗ヒスタミン薬・抗アレルギー薬の特徴

薬剤名		フェキソフェナジン塩酸塩	
妊娠・授乳サポートシステム事例登録数 （2012〜2018年末）		311件	
薬剤情報	小児薬用量設定，小児適応	小児適応あり	
	剤形	経口剤	
	分子量	538.12ダルトン	
	分配係数	2.0	
	脂溶性	脂溶性	
	蛋白結合率	60〜82%	
	酸性/塩基性	両性	
	pKa	pKa_1：4.25（カルボキシル基） pKa_2：9.53（ピペリジノ基）	
	半減期（$T_{1/2}$）	9.6時間	
	M/P比	0.21 [*1]	
	RID	0.5〜0.7% [*1]	
文献情報	添付文書（授乳に関する記載）	本剤投与中は授乳を避けさせること	
	妊娠と授乳 改訂2版 （授乳に関する記載）	安全	
	LactMed（Summary）	鎮静性がなく，母乳中濃度も低いので，乳児に有害事象をもたらすとは考えにくい。もしかしたら母乳分泌に負の影響を与えるかもしれない（特にプソイドエフェドリンのような交感神経薬と併用する場合）。	
	MMM 17thの分類	L2（Limited Data−Probably Compatible）	

＊1　MMM 17th（Medications and Mothers' Milk 17th）より引用。
＊2　M/P比（計算値）：母乳pH7.0，血液pH7.4と仮定し，酸性/塩基性とpKaからM/P比を計算したもの。

4 抗アレルギー薬

ロラタジン	d−クロルフェニラミンマレイン酸塩
180件	115件
小児適応あり	小児適応あり (本成分を含む配合剤で小児適応あり)
経口剤	経口剤
382.88 ダルトン	390.86 ダルトン
12,000	7.94 (dl−クロルフェニラミンマレイン酸塩製剤より引用。pH6.8の値)
脂溶性	脂溶性
未変化体：96.8～97.9% 活性代謝物：73.3～75.6%	72%
塩基性	塩基性
5.2	9.2
未変化体：14.3時間 活性代謝物：14.5時間	7.9時間
1.2[*1]	2.40[*2] 〔塩基性(pKa＝9.2)として計算〕
0.77～1.19%[*1]	1.40(上記M/P比に基づき計算)
投与を避けることが望ましい。やむを得ず投与する場合は，授乳を避けさせること	記載なし
安全	安全
鎮静性がなく，母乳中濃度も低いので，乳児に有害事象をもたらすとは考えにくい。もしかしたら母乳分泌に負の影響を与えるかもしれない(特にプソイドエフェドリンのような交感神経薬と併用する場合)。 British Society for Allergy and Clinical Immunologyは授乳中に抗ヒスタミン薬が必要な場合，最少用量でのロラタジン使用を推奨している。	少量(2～4mg)，頓服は授乳中でも可能。高用量や長期使用は乳児に影響を与えたり，母乳産生を減らすかもしれない(特にプソイドエフェドリンのような交感神経薬と併用する場合や，母乳哺育が確立するまで)。 その日の最後の授乳を終えた後で就寝時に単回投与することは，薬の影響を最小化し，多くの女性にとって適切かもしれない。しかしながら，非鎮静性の抗ヒスタミン薬のほうが好ましい。
L1 (Limited Data−Compatible)	L3 (No Data−Probably Compatible)

第2部
授乳と薬

第5章　代表的な薬の安全性と授乳婦への対応

である。

━━━━━ 今回のケースでのアドバイス例 ━━━━━

　おそらくインターネットで調べて出てきたのは，製薬会社が作成している添付文書という医療従事者向けの資料に書かれていた文言ではないかと思います。これは，動物に薬を与えてわずかでも乳汁移行が認められるとそのように書かれることになっています。しかし，実際にこの薬を飲んだお母さんの，母乳中の薬の量はわずかであることがわかっています。また，この薬には粉薬もあって，赤ちゃん自身が服用することもある薬です。母乳を介して赤ちゃんが飲む薬の量は，赤ちゃんの治療薬として飲む場合の薬の量と比べてとても少ないです。お母さんが健康で快適に過ごすことも，子育て中はとても大切です。授乳と両立できる薬は安心して服用していただいて，体調を整えていきましょう。

外用剤の安全性

　妊娠・授乳サポート薬剤師が応需した相談事例のうち，授乳婦からの相談が多かった，花粉症に使用される外用剤を表2に示す。一般的に，授乳中に外用剤を局所使用しても全身への移行はわずかであるため問題ないとされていることは，「抗ウイルス薬」の項でも述べている（p.172参照）。

　実際に，モメタゾンフランカルボン酸エステル水和物では，承認用量外の400μg/日，800μg/日を投与した場合であっても，1例を除き血中濃度は常に定量下限値未満であったと添付文書に記載されている。また，オロパタジン塩酸塩点眼液においても，両眼に1回2滴，1日4回4日間点眼したときの最高血中濃度は0.520±0.416ng/mLであり，同成分を経口投与したときの値（5mg単回経口投与：107.66±22.01ng/mL）の1/100以下である。これらが児に影響するとは考えにくい。

　「鼻アレルギー診療ガイドライン―通年性鼻炎と花粉症―2016年版」では，

4 抗アレルギー薬

表2 授乳婦からの相談が多い，花粉症に用いられる外用剤の特徴

	薬剤名	モメタゾンフランカルボン酸エステル水和物	オロパタジン塩酸塩
	妊娠・授乳サポートシステム事例登録数（2012～2018年末）	69件	30件
薬剤情報	小児薬用量設定，小児適応	小児適応あり	小児適応あり（経口剤での適応）
	剤形	点鼻剤	点眼剤
	分子量	539.44 ダルトン	373.87 ダルトン
	分配係数	≧10,000	2.0
	脂溶性	脂溶性	脂溶性
	蛋白結合率	99.0～99.5%	54.7～55.2%（経口剤のIF*より引用）
	酸性/塩基性	―	両性
	pKa	―	pKa$_1$：4.18（カルボキシル基）pKa$_2$：9.79（3級アミノ基）
	半減期（T$_{1/2}$）	―	3.1 時間
	M/P比	―	―
	RID	―	―
文献情報	添付文書（授乳に関する記載）	記載なし	投与することを避け，やむを得ず投与する場合には授乳を中止させること。
	妊娠と授乳 改訂2版（授乳に関する記載））	安全	安全
	LactMed（Summary）	本稿作成時点で点鼻剤での収載はなし。モメタゾン吸入剤では以下の通り。授乳中の使用については研究されていない。測定は行われていないが，吸入コルチコステロイドが母体血流に吸収され，母乳へ分泌される量はわずかであり，乳児に影響することはないであろう。Reviewerや専門家パネルは吸入コルチコステロイドは授乳中に使用できると考えている。	眼からの吸収は限られており，乳児に有害な作用を示すとは考えにくい。母乳に到達する薬の量を大幅に減らすため，点眼後に目の隅の涙管を押さえて1分以上圧迫し，あふれた溶液をふき取る。
	MMM 17thの分類	L3（No Data－Probably Compatible）	L2（No Data－Probably Compatible）

* 医薬品インタビューフォーム

第5章　代表的な薬の安全性と授乳婦への対応

初期療法に鼻噴霧用ステロイド薬が追加され，鼻症状だけでなく眼症状の緩和効果も期待できるとされている[2]。患者の希望や治療歴を聴取しながら，薬の全身への曝露がより少ない製剤として，外用剤による治療も考慮することが望ましい。

Dr. の視点

　アレルギー疾患に使用される薬のうち第1世代の抗ヒスタミン薬は，眠気や口渇などの副作用があるだけでなく，熱性痙攣の頻度を高めるとされ，最近は小児には用いられなくなりつつある。また，第2世代の抗アレルギー薬のなかでも，ケトチフェンは中枢神経への移行性が高く，第1世代と同様に痙攣の閾値を下げるので，発熱時の使用には注意が必要である。一方，第2世代のうちフェキソフェナジン，ロラタジン，オロパタジンなどは小児用製剤があり，中枢神経への移行も少ないので小児に使いやすい。アレルギー性鼻炎・結膜炎などに対しては，点鼻剤や点眼剤のほうが全身への作用が少なく，妊娠・授乳中でも受け入れやすいであろう。

　むしろ注意が必要なのは，花粉症に用いられる第2世代の抗ヒスタミン薬ではなく，総合感冒薬などに含まれる第1世代の抗ヒスタミン薬である。強い眠気を催すものがあるため，服用中は乳児に添い寝をするべきではない。また，母乳への移行も比較的多く，乳児に傾眠傾向がみられたという報告もある。近年は総合感冒薬そのものが見直されてきているが，特に授乳中の服用は勧められない。鼻水や咳などの症状に応じて，データのある単剤を組み合わせて使用することが望ましい。

瀬尾 智子（緑の森こどもクリニック 院長）

4 抗アレルギー薬

参考文献

1) 田中翔太, 他：春季花粉症患者のいびきと日中の眠気に関する質問票調査. 日本耳鼻咽喉科学会会報, 120 (1)：36–43, 2017

2) 鼻アレルギー診療ガイドライン作成委員会 編：鼻アレルギー診療ガイドライン—通年性鼻炎と花粉症—2016年版, ライフ・サイエンス, 2016

3) Ito S, et al.：Prospective follow-up of adverse reactions in breast-fed infants exposed to maternal medication. Am J Obstet Gynecol, 168 (5)：1393–1399, 1993

4) Powell RJ, et al.：BSACI guideline for the management of chronic urticaria and angioedema. Clin Exp Allergy, 45 (3)：547–565, 2015

5) Messinis IE, et al.：Histamine H1 receptor participation in the control of prolactin secretion in postpartum. J Endocrinol Invest, 8 (2)：143–146, 1985

6) Khalidah Aljazaf, et al.：Pseudoephedrine：effects on milk production in women and estimation of infant exposure via breastmilk. Br J Clin Pharmacol, 56 (1)：18–24, 2003

（酒井 隆全）

第5章 代表的な薬の安全性と授乳婦への対応

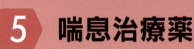

5 喘息治療薬

今回のケース

Pさん（30歳）が内科の処方せんを持って来局した。処方内容は以下の通り。一通り説明して薬をお渡ししようとしたところ、まだ何か不安そうである。そこでもう少し話を聞いてみると、2カ月のお子さんがいらっしゃるとのことであった。

> ブデソニド200μg吸入剤112吸入　1個　1日2回吸入（1回1吸入）
> プロカテロール塩酸塩水和物エアゾール10μg吸入100回　1本
> 　　　　　　　　　　　　　　　　　　　　　発作発現時（1回2吸入）

Pさんの訴え　2カ月になる子どもがいるのですが、ミルクは使用せず母乳だけで育てています。以前から気管支喘息があり、この吸入剤は妊娠中も使用していましたが、授乳中に使い続けても大丈夫でしょうか？　最近は喘息の症状が出ないので、子どもに影響があるようなら、しばらく使用をやめようかとも思っています。

注目するポイントはここ！

薬を処方された授乳婦の不安に応える場合に注目するポイントは2つ。
❶授乳の必要性と薬の必要性、❷薬の母乳移行性である。

❶授乳の必要性と薬の必要性

子どもは生後2カ月で母乳哺育をしており、今後も授乳継続を希望している。現在、喘息の症状は良好なコントロールが得られており、継続的な喘息管理のためには薬の使用継続が必要である。

❷ 薬の母乳移行性

ブデソニドとプロカテロール塩酸塩水和物の母乳移行性に関する情報は以下の通り。

①ブデソニド
- 分子量：430.53ダルトン
- 剤形：吸入剤（小児適応あり）
- 分配係数：540 [脂溶性]
- 酸性／塩基性：該当しない（IF[*1]：化学構造上解離基がない）
- 蛋白結合率：90%
- 代謝物活性：主要代謝物はいずれも抗炎症作用および全身作用をほとんど示さない（IF[*1]より）
- 半減期：2時間（終末相の値）
- 乳児相対摂取量：0.3%（MMM 17th[*2]より）

②プロカテロール塩酸塩水和物
- 分子量：335.83ダルトン
- 剤形：吸入剤（小児適応あり）
- 分配係数：0.236 [水溶性]
- 酸性／塩基性：塩基性（pKa_1：7.35, pKa_2：9.37）
- 蛋白結合率：14.3〜15.8%
- 代謝物活性：プロカテロール塩酸塩水和物より弱い（IF[*1]より）
- 半減期：3.83時間（経口剤での値）
- 乳児相対摂取量：2.05%（1回で20μg分を吸入し、1日2回と仮定し計算）

[*1] IF：医薬品インタビューフォーム　[*2] MMM 17th：Medications and Mothers' Milk 17th

---

今回のケースの考え方

　現在、喘息の症状がなく体調が良好なこともあり、子どもへの影響を心配して、できれば薬の使用をやめたいという母親の訴えである。しかし、喘息症状は長期管理で良好なコントロールが得られているので、アドヒアランスの低下により悪化しかねない。単に授乳の可否を伝えるだけでなく、喘息に対する薬物療法の必要性を説明することが重要である。

第5章　代表的な薬の安全性と授乳婦への対応

① 授乳の必要性と薬の必要性

　子どもは生後2カ月の乳児であるため，母乳哺育ができる環境を維持したい。母親は授乳により薬の影響が出ることを心配して，薬の使用をやめようかと悩んでおり，母乳哺育の継続を希望する気持ちが強い。一方で，喘息の症状を良好にコントロールするには，継続的な薬の使用が必要である。したがって，授乳も薬も必要と考えられる。

　喘息治療の目標は，症状や増悪がなく，薬の副作用がなく，呼吸機能を正常なレベルに維持することである[1]。したがって，それぞれの患者にとって適切な治療を継続的に実施することが重要である。

　Pさんに処方されたブデソニドは吸入ステロイド薬である。吸入ステロイド薬は，現在の喘息治療における最も効果的な抗炎症薬で，すべての喘息患者に対する長期管理薬の第一選択薬と位置づけられる[1]。また，プロカテロール塩酸塩水和物は短時間作用性β_2刺激薬(SABA)で，発作時に頓用で追加吸入する。

　喘息治療には4段階の治療ステップがあるが，吸入ステロイド薬はいずれのステップでも必須の薬で，治療を中止すれば，週あるいは月単位で喘息のコントロールが失われてくることもある[1]。治療ステップは，最小限必要な薬でコントロール良好な状態を維持することを目標に，一般的には1〜3カ月を目安にコントロール状態の評価と治療の調節が繰り返される。

　現在の治療ステップ下でのコントロール状態が不十分または不良となれば，1段階あるいは2段階のステップアップもあり得る[1]。また，吸入SABAの使用回数が1日5回以上になれば，治療のステップアップが必要である[1]。治療のステップダウンは，コントロール良好な状態が3〜6カ月以上継続していれば試みられることがあるが[1]，短期的な症状で判断することはできない。

② 薬の母乳移行性

　愛知県薬剤師会の妊娠・授乳サポート薬剤師が応需した相談事例のうち，授乳婦からの相談が多かった吸入ステロイド薬，吸入β_2刺激薬を表1，2に示す。

190

5　喘息治療薬

表1　授乳婦からの相談が多い吸入ステロイド薬

<table>
<tr><td colspan="2">薬剤名</td><td>ブデソニド</td><td>フルチカゾンプロピオン酸エステル</td></tr>
<tr><td colspan="2">妊娠・授乳サポートシステム事例登録数（2012～2018年末）</td><td>51件</td><td>33件</td></tr>
<tr><td rowspan="11">薬剤情報</td><td>小児用薬用量設定，小児適応</td><td>小児適応あり</td><td>小児適応あり</td></tr>
<tr><td>剤形</td><td>吸入剤</td><td>吸入剤</td></tr>
<tr><td>分子量</td><td>430.53ダルトン</td><td>500.57ダルトン</td></tr>
<tr><td>分配係数</td><td>540（0.1w/v%の値）</td><td>15,100</td></tr>
<tr><td>脂溶性</td><td>脂溶性</td><td>脂溶性</td></tr>
<tr><td>蛋白結合率</td><td>90%</td><td>81～95%</td></tr>
<tr><td>酸性/塩基性</td><td>該当せず（化学構造上解離基がない[*1]）</td><td>該当せず（水にほとんど溶けない[*1]）</td></tr>
<tr><td>pKa</td><td>—</td><td>—</td></tr>
<tr><td>半減期（$T_{1/2}$）</td><td>2時間（終末相の値）</td><td>7.8時間[*2]</td></tr>
<tr><td>M/P比</td><td>0.50[*2]</td><td>MMM 17th[*3]に収載なく，pKaから推定値を計算することもできない</td></tr>
<tr><td>RID</td><td>0.3%[*2]</td><td>MMM 17th[*3]に収載なく，M/P比が不明のため計算もできない</td></tr>
<tr><td rowspan="4">文献情報</td><td>添付文書（授乳に関する記載）</td><td>記載なし</td><td>患者に対する本剤の重要性を考慮した上で授乳の中止あるいは本剤の投与を中止すること</td></tr>
<tr><td>妊娠と授乳 改訂2版（授乳に関する記載）</td><td>安全</td><td>安全</td></tr>
<tr><td>LactMed（Summary）</td><td>吸入ブデソニドが母乳中に排出される量はわずかであり，乳児の曝露は無視できる程度である。経口でブデソニドを服用したとしてもバイオアベイラビリティは9%である。母乳に含まれるブデソニドを乳児が摂取する場合においても，バイオアベイラビリティは同様に低いであろう。多くの専門家は，授乳中に経口および吸入コルチコステロイド（ブデソニドを含む）を使用することは許容できると考えている。</td><td>測定はされていないが，吸入コルチコステロイドが母体血流に移行し，母乳中に排出される量は，おそらく少なすぎて乳児に影響を与えないだろう。Reviewerや専門家パネルは授乳中の吸入コルチコステロイド使用を許容できると考えている。</td></tr>
<tr><td>MMM 17thの分類</td><td>L1（Extensive Data-Compatible）</td><td>L3（No Data-Probably Compatible）</td></tr>
</table>

＊1　医薬品インタビューフォームより引用。
＊2　MMM 17th（Medications and Mothers' Milk 17th）より引用。
＊3　MMM 17th：Medications and Mothers' Milk 17th

第2部

授乳と薬

第5章　代表的な薬の安全性と授乳婦への対応

表2　授乳婦からの相談が多い吸入β₂刺激薬

薬剤名		プロカテロール 塩酸塩水和物	サルブタモール硫酸塩	
妊娠・授乳サポートシステム 事例登録数 （2012～2018年末）		7件	5件	
薬剤情報	小児用薬用量設定, 小児適応	小児適応あり	小児適応あり	
	剤形	吸入剤（SABA[*1]）	吸入剤（SABA[*1]）	
	分子量	335.83 ダルトン	576.70 ダルトン	
	分配係数	0.236（pH7.2）	0.007（pH7.1）	
	脂溶性	水溶性	水溶性	
	蛋白結合率	14.3～15.8%	6～8%	
	酸性/塩基性	塩基性	塩基性	
	pKa	pKa_1：7.35 pKa_2：9.37	記載なし	
	半減期（$T_{1/2}$）	3.83時間（経口剤での値）	3.8時間[*4]	
	M/P比	1.71[*6] 〔塩基性（pKa＝7.35） として計算〕	MMM 17th[*5]に収載なく，pKaから推定値を計算することもできない	
	RID	2.05% （M/P比＝1.71にて計算）	MMM 17th[*5]に収載なく，M/P比が不明のため計算もできない	
文献情報	添付文書 （授乳に関する記載）	本剤投与中は授乳を避けさせること	記載なし	
	妊娠と授乳 改訂2版 （授乳に関する記載）	安全[*7]	安全[*7]	
	LactMed（Summary）	収載なし	授乳中のAlbuterol（サルブタモールの米国名）吸入・経口服用のデータは公表されていないが，関連する他剤（テルブタリン）のデータから，母乳中に排出される量はごくわずかだと示唆される。 いくつかの総説の筆者たちと専門家パネルは，授乳中の吸入気管支拡張薬の使用は許容できるという意見に賛成している。バイオアベイラビリティが低く，使用後の母体血清中濃度も低いため。	
	MMM 17thの分類	収載なし	L1（No Data−Compatible）	

＊1　SABA：短時間作用性β₂刺激薬
＊2　LABA：長時間作用性β₂刺激薬
＊3　DrugBank（https://www.drugbank.ca）より平均分子量を引用。
＊4　MMM 17th（Medications and Mothers'Milk 17th）より引用。
＊5　MMM 17th：Medications and Mothers'Milk 17th

5 喘息治療薬

ホルモテロールフマル酸塩水和物	サルメテロールキシナホ酸塩
35件	21件
なし	小児適応あり
吸入剤 (LABA[*2])	吸入剤 (LABA[*2])
344.4049 ダルトン[*3]	603.75 ダルトン
2.6	100
脂溶性	脂溶性
50%	≧98%
塩基性	塩基性
pKa$_1$：7.9 pKa$_2$：9.2	9.3
8.5時間 (終末相の値)	5.5時間[*4]
1.19[*6] 〔塩基性 (pKa＝7.9) として計算〕	1[*4]
2.69% (M/P比＝1.19にて計算)	0.849% (M/P比＝1にて計算)
治療上の有益性が危険性を上回ると判断される場合にのみ投与すること	患者に対する本剤の重要性を考慮した上で授乳の中止あるいは本剤の投与を中止すること
安全[*7]	安全[*7]
授乳中のホルモテロール吸入使用のデータは公表されていないが，関連する他剤 (テルブタリン) のデータから，母乳中に排出される量はごくわずかだと示唆される。 いくつかの総説の筆者たちや専門家パネルは，授乳中の吸入気管支拡張薬の使用は許容できるという意見に賛成している。バイオアベイラビリティが低く，使用後の母体血清中濃度も低いため。	授乳中のサルメテロール吸入・経口服用のデータは公表されていないが，関連する他剤 (テルブタリン) のデータから，母乳中に排出される量はごくわずかだと示唆される。 いくつかの総説の筆者たちは，授乳中の吸入気管支拡張薬の使用は許容できるという意見に賛成している。バイオアベイラビリティが低く，使用後の母体血清中濃度も低いため。
L3 (No Data–Probably Compatible)	L2 (No Data–Probably Compatible)

＊6　M/P比 (計算値)：母乳pH7.0，血液pH7.4と仮定し，酸性/塩基性とpKaからM/P比を計算したもの。pKaが複数存在する医薬品の場合，上表中のpKaを入力して強制的にM/P比を算出した。
＊7　まとまったデータはないが，特に吸入製剤の場合は臨床的に問題ないと考えられる。

第5章　代表的な薬の安全性と授乳婦への対応

1 ブデソニド

　ブデソニドは吸入剤であり，母親の血中濃度は低い。Medications and Mothers' Milk 17th によると，乳児相対摂取量（RID）は0.3%で，母乳移行量は非常に少ないと推測される。実際，授乳中の喘息患者において，ブデソニドの吸入後の乳汁中濃度を測定したところ，常に血漿中濃度を下回ったと報告されている[2]。

　また，パルミコートタービュヘイラーのインタビューフォームでは「Ⅷ. 安全性（使用上の注意等）に関する項目」に，授乳婦への投与の参考情報として，「ブデソニドを吸入投与した時に母乳中に排泄されることが知られているが，授乳中の乳児の血中からブデソニドは検出されていない。したがって，授乳婦に臨床用量内で本剤を投与した時に，乳児へのブデソニドによる影響はないと思われる」との記載がある。このようにブデソニドは，授乳期の使用に関する情報もあり，乳児への曝露ならびに影響は非常に小さいと推測される[3]。

2 プロカテロール塩酸塩水和物

　プロカテロール塩酸塩水和物は，1回20μg分を1日2回吸入したと仮定した計算値ではあるが，RIDは2.05%となり10%未満である。メプチンエアーを4吸入（プロカテロール塩酸塩水和物として40μg）投与した場合，血漿中濃度は投与後15分で128pg/mLと低い。吸入でも経口と同じくらいの血漿中濃度になるが，半減期は3時間あまりであり，発作時の頓用であることを考慮すると，母乳への移行量は少ない。また，経口剤も吸入剤も小児適応がある。メプチンは欧米で発売されておらず疫学的情報が少ないが，乳児が母乳を介して影響を受けるリスクは低いと推測されるため，授乳期も継続して使用できると考えられる。

　これらの理由から，Pさんに処方された薬が母乳移行することで乳児に害を与えるリスクは低く，母親が服薬により体調を整えて育児を行っていくことの有益性がリスクを上回ると考えられる。

194

5 喘息治療薬

●━━━ 今回のケースでのアドバイス例 ━━━●

　使っている薬が赤ちゃんに何か影響しないか気にしていらっしゃるのですね。この薬はどちらも吸入剤のため，お母さんの血液中に入る薬の量はとても少なく，母乳へ入る薬の量もとても少ないことがわかっています。そのため，母乳を介して薬が赤ちゃんに影響を与える可能性はほとんどないと考えられます。また，どちらの薬の成分も子どもにも使うことがあるものです。今は喘息の症状は落ち着いているようですが，薬を急にやめると悪化してしまう可能性もあります。喘息症状の悪化は日常生活や子育てに支障を来すこともあります。子育て中はお母さんが快適に過ごすこともとても大切です。今の良い状態が続くように薬を正しく使いながら，安心して授乳も続けてください。

　妊娠・授乳サポート薬剤師への相談が多かった，その他の薬についても以下に考察する。

③ フルチカゾンプロピオン酸エステル

　吸入ステロイド薬のフルチカゾンプロピオン酸エステルは，400μgを吸入投与した際の最高血中濃度が0.28ng/mLであり，母乳中への薬の移行は考えられるが，その量はわずかであると推測される。また，バイオアベイラビリティは低く，特に経口バイオアベイラビリティは1%以下と，消化管から吸収される量はほとんど無視できることから[4]，乳児への影響はほとんどないと考えられる。

④ サルブタモール硫酸塩

　SABAのサルブタモール硫酸塩の吸入剤は，授乳中の投与に関するまとまったデータはないが，吸入剤使用後の母体血中濃度は低く，バイオアベイラビリティも低い（吸入2.3%，経口44%）ため[5,6]，授乳中に使用しても問題ないと考えられる。なお，授乳婦への投与については添付文書にも特に記載されていない。

第5章 代表的な薬の安全性と授乳婦への対応

5 長時間作用性β₂刺激薬

長時間作用性β₂刺激薬（LABA）の相談事例としては，ホルモテロールフマル酸塩とサルメテロールキシナホ酸塩が多かった（主に吸入ステロイド薬との合剤）。LABAは，喘息治療ステップ2以上において吸入ステロイド薬との併用が推奨されている[1]。

ホルモテロールフマル酸塩とサルメテロールキシナホ酸塩は，計算値のRIDは10%未満である。LactMedにおいては，いずれの薬も授乳中の投与に関するデータはないが，専門家の意見として，吸入β₂刺激薬はバイオアベイラビリティが低く，使用後の母体血中濃度も低いため，授乳期も使用可能と考えられている。なお，ホルモテロールフマル酸塩は添付文書上でも有益性投与とされている。

喘息治療での患者指導

喘息は，1度でも増悪を起こした患者は1年以内に再び増悪を起こしやすいことが知られており，日ごろからアレルゲン除去，禁煙，吸入ステロイド薬を基本とした予防的薬物療法を徹底し，発作を十分に抑制することが最も重要である[1]。特に吸入ステロイド薬のアドヒアランスが悪いと，喘息増悪による救急受診や入院の回数も増加する[1]。

喘息は重症になるほど，吸入ステロイド薬の増量だけでなく，併用薬の追加や，内服薬が必要となることもある。重症発作が起これば入院の可能性も考えられ，そうなると授乳のみならず，日常生活や育児全般にも支障を来す可能性がある。そのような事態を避けるためにも，今の良好な状態を長く継続できるよう，薬の使用を継続する必要性を理解してもらうことが重要である。そして今回処方された薬を使用しても，乳児に影響を与える可能性がほとんどないことを伝え，安心して授乳と薬の使用を両立してもらう。

なお，今回の症例とは直接関係ないが，喫煙している場合は禁煙を勧めることも重要である。喫煙は喘息の増悪因子であり，吸入ステロイド薬や経口ステロイド薬，β₂刺激薬の効果を減弱することが報告されている[1]。

喘息の代表的なコントローラーである吸入ステロイド薬は，気道粘膜から吸収されにくく，血中濃度が上昇しないため全身作用が少なく，乳幼児にも使用されている。その次によく使用されるロイコトリエン受容体拮抗薬（LTRA）も母乳中への移行が非常に少ないことがわかっている。プランルカストやモンテルカストは，しばしば乳幼児にも使用されている。

喘息発作時のリリーバーとして使用されるβ_2受容体刺激薬は，気管支平滑筋に作用するが，通常の使用では血中濃度が低く，母乳中への移行も少ないと考えられる。また，乳幼児の喘息発作にも広く用いられる。

一方，母親に喘息発作がみられると育児に支障を来すので，必要な薬はきちんと使用し，良好なコントロールを保つことが重要である。さらに，母親本人の喫煙はもちろん，家族に喫煙者がいると喘息発作が起こりやすくなるし，子どもの喘息のリスク因子にもなる。本人や家族の喫煙状況を聞き出し，喫煙者がいれば禁煙を勧めるべきである。

瀬尾 智子（緑の森こどもクリニック 院長）

参考文献

1) 日本アレルギー学会喘息ガイドライン専門部会 監：喘息予防・管理ガイドライン2015，協和企画，2015
2) Fält A, et al.：Exposure of infants to budesonide through breast milk of asthmatic mothers. J Allergy Clin Immunol, 120（4）：798-802, 2007
3) 伊藤真也, 他 編：薬物治療コンサルテーション 妊娠と授乳, 南山堂, p358, 2014
4) フルタイドディスカス・ロタディスク・エアゾール インタビューフォーム（第18版, 2019年4月改訂）
5) サルタノールインヘラー インタビューフォーム（第12版, 2019年4月改訂）
6) ベネトリン錠・シロップ インタビューフォーム（第6版, 2019年4月改訂）

（杉浦 尚子）

第5章　代表的な薬の安全性と授乳婦への対応

6　消化器官用薬

今回のケース

産後2カ月で母乳育児をしているQさん（24歳）が，下記の処方せんを持って来局した。昨夜から嘔吐を繰り返し，今朝になっても吐き気が治まらず，食欲もないため，近医を受診した。児は正常分娩で生まれ，出生体重3,500gで健康状態に問題はなさそうである。

薬の用意ができたので声をかけると，げっそりした状態でカウンターに来た。

> ドンペリドン口腔内崩壊錠10mg　1回1錠
> 　　　　　　　　　　　　　　　1日3回　毎食前　3日分

Qさんの訴え　先週，実家から戻ってきたのですが，実家にいた姪が幼稚園で感染性胃腸炎をもらって吐いていて，どうも私にもうつったようです。昨夜から繰り返し吐いてつらいので，病院で薬をもらってきました。朝から何も食べていませんし，水分を摂っても吐いてしまうので，母乳が出なくなるのではないかと心配です。先生からは「ウイルス性胃腸炎がはやっているから，恐らくそれでしょう。まずは嘔吐を止めましょう」と言われたのですが，薬を飲んで母乳を飲ませてもいいのでしょうか？

注目するポイントはここ！

薬を処方された授乳婦の不安に応える場合に注目するポイントは2つ。❶授乳の必要性と薬の必要性，❷薬の母乳移行性である。

❶授乳の必要性と薬の必要性

生後2カ月の子どもに母乳哺育をしている母親で，授乳継続を希望。吐き気がひどいため食事も摂れず，症状が我慢できなくなって受診した。早

い症状緩和を希望しており，体調・体力改善のためにも服薬は必要である。

❷ 薬の母乳移行性

ドンペリドンの母乳移行性に関する情報は以下の通り。

- 分子量：425.91 ダルトン
- 剤形：経口剤（乳児適応あり）
- 分配係数：1,585（logP＝3.2より計算）
- 酸性/塩基性：塩基性〔pKa₁：7.8（ピペリジン部分），pKa₂：11.5（ベンズイミダゾロン部分）〕
- 蛋白結合率：91.8%（10ng/mL）
- 代謝物活性：なし
- 半減期：10.3時間
- 乳児相対摂取量：0.01〜0.35%（MMM 17th*より）

＊ MMM 17th：Medications and Mothers' Milk 17th

今回のケースの考え方

❶ 授乳の必要性と薬の必要性

乳児は2カ月であり，母親は授乳の継続を前提として症状改善を希望している。

嘔吐や下痢によって，水分とともに胃液や十二指腸液などに含まれる電解質（カリウム，ナトリウムなど）も体外に排泄される。嘔吐を繰り返すことで，脱力感・倦怠感や脱水症状が起こる可能性がある。まずは母親の体調改善を第一目的として，母親が水分と栄養を十分に摂れるようにすることが，母乳育児の継続につながると考えられる。したがって，制吐薬の服用は必要である。また，この母親に脱水の症状は起こっていないが，経口補水液も推奨される[1]。

さらにこのようなケースでは，母親が家事などをせず休養できる環境を整えることが重要である。急性胃腸炎なら嘔吐はせいぜい1〜2日で治まるので，先の見通しを伝え，今はとりあえず何もせず休むように勧める。また，2〜3日食事が摂れないくらいで母乳が出なくなることはないことを伝え，安心してもらう。

第5章　代表的な薬の安全性と授乳婦への対応

❷ 薬の母乳移行性

　ドンペリドンは消化管運動促進薬や制吐薬として広く使用されている。上部消化管のドパミンD₂受容体に拮抗することで，消化管運動促進作用を示し，さらに第4脳室のCTZ（化学受容器引金帯）に作用し，悪心や嘔吐を軽減する[2]。また，血液−脳関門を通過しにくいことも生化学的実験などで確かめられている[3]。

　ドンペリドンは，投与量の83〜87％が初回通過効果を受けて消失し，バイオアベイラビリティが非常に低いことが知られている〔医薬品インタビューフォームでは12.7％[3]，Medications and Mothers' Milk 17th (MMM 17th)では13〜17％〕。また，蛋白結合率も高い。MMM 17thによるとMilk/Plasma比（M/P比）が0.25，乳児相対摂取量（RID）が0.01〜0.35％とされている。

　Wanらは，実際に母乳中のドンペリドン濃度を測定している[4]。ドンペリドン10mgを1日3回服用している母親6名と，同じく20mgを1日3回服用している母親5名を対象に，母乳中の平均ドンペリドン濃度を調べた結果，10mg服用群は0.28ng/mL，20mg服用群は0.49ng/mLだった。この値から，Wanらは乳児のドンペリドン摂取量を母親の0.012％および0.009％とそれぞれ推定している。

　ドンペリドンのバイオアベイラビリティの低さを考えると，乳児が母乳を飲んでも，そこに含まれるわずかなドンペリドンも消化管から吸収されるが，乳児に影響を及ぼすとは考えられない。またAsztalosらは，ドンペリドンによる乳汁分泌促進の効果をみる無作為化比較試験を実施しており，それによると，ドンペリドンを服用している母親の乳児は，プラセボを服用している母親の乳児と比較して，特に異なる副作用は検出されなかった[5]。

　これらの情報よりQさんに処方された薬のごくわずかな母乳移行が乳児に害を与えるリスクは低く，母親が服薬により体調を整え，育児を行っていくことの有益性がリスクを上回ると考えられる。

6 消化器官用薬

•──────── 今回のケースでのアドバイス例 ────────•

　お母さんが数日食事を摂れなくても，母乳が出なくなることはありませんが，お母さんが水も食事も摂れない状態が続くほうが心配です。まずはお母さんの体調を整えましょう。処方された薬は赤ちゃん自身が服用することができる薬で，お母さんが飲んだ薬が母乳に行く量はごくわずかです。実際に赤ちゃんが服用する薬の量に比べればとても少なく，赤ちゃんに影響を及ぼす量とは考えられません。授乳中に安心して使用できる薬とされていますので，お母さんは薬を服用しながら授乳を続けてください。

相談の多い消化器官用薬

　愛知県薬剤師会の妊娠・授乳サポート薬剤師が応需した相談事例のうち，授乳婦からの相談が多かった消化器官用薬を**表1**に示す。

　ドンペリドン以外の消化器官用薬ではメトクロプラミドに関する相談も多い。しかし，ドンペリドンのほうが圧倒的に多く，これは実際の処方の多さを反映していると考えられる。

1 メトクロプラミド

　メトクロプラミドはMMM 17thによると，M/P比が0.5〜4.06，RIDが4.7〜14.3％とされている。また，母乳産生が低下している母親に投与したところ母乳産生量が増加したが，乳児に有害な反応はみられなかった[6, 7]。メトクロプラミドとドンペリドンはどちらも安全に授乳しながら服用できる薬と考えられるが，メトクロプラミドの母乳中濃度を測定したところ，2ng/mL以下から20ng/mLとばらつきが大きかったことが報告されており[8]，常用量に対する移行量はドンペリドンのほうが，より少ないと考えられる。

2 ファモチジン，レバミピド

　ファモチジンは水溶性薬物であり，母乳中への移行が少なく，RIDも1.9％

第2部

授乳と薬

第5章　代表的な薬の安全性と授乳婦への対応

表1　授乳婦からの相談が多い消化器官用薬

薬剤名		ドンペリドン（経口）	
妊娠・授乳サポートシステム事例登録数（2012～2018年末）		173件	
薬剤情報	小児用薬用量設定，小児適応	乳児適応あり	
	剤形	経口剤	
	分子量	425.91ダルトン	
	分配係数	1,585（logP=3.2より計算）	
	脂溶性	脂溶性	
	蛋白結合率	91.8%（10ng/mL） 93.0%（100ng/mL）	
	酸性/塩基性	塩基性	
	pKa	pKa_1：7.8 （ピペリジン部分） pKa_2：11.5 （ベンズイミダゾロン部分）	
	半減期（$T_{1/2}$）	10.3時間（β相の値）	
	M/P比	0.25[*2]	
	RID	0.01～0.35%[*2]	
文献情報	添付文書（授乳に関する記載）	大量投与を避けること	
	妊娠と授乳 改訂2版（授乳に関する記載）	安全	
	LactMed（Summary）	ドンペリドンはFDAによって米国での販売は承認されていないが，カナダおよび他の国で販売されている。 この薬剤の品質は保証されておらず，FDAはその使用について警告している。 乳児は母体の通常投与量の0.1%以下を示す。 母乳育児に悪影響は報告されていない。	
	MMM 17thの分類	L1（Extensive Data-Compatible）	

＊1　DrugBank：https://www.drugbank.ca
＊2　MMM 17th（Medications and Mothers' Milk 17th）より引用。
＊3　M/P比（計算値）：母乳pH7.0，血液pH7.4と仮定し，酸性/塩基性とpKaからM/P比を計算したもの

6 消化器官用薬

メトクロプラミド	レバミピド	ファモチジン (経口)
55件	172件	87件
乳児適応あり	なし	なし
経口剤	経口剤	経口剤
299.80 ダルトン	370.79 ダルトン	337.45 ダルトン
416.9 (DrugBank[*1]の実験値 logP＝2.62 より計算)	0.60 (pH7.0)	0.15 (pH7)
脂溶性	水溶性	水溶性
30%[*2]	98.4〜98.6%	19.3%
塩基性	酸性	塩基性
9.27	3.3	7.06
4.7 時間	1.9時間	3.05 時間
0.5〜4.06[*2]	0.40[*3] 〔酸性 (pKa＝3.3) として計算〕	0.41〜1.78[*2]
4.7〜14.3%[*2]	0.22% (M/P比＝0.40にて計算)	1.9%[*2]
投与は避けることが望ましいが，やむを得ず投与する場合は授乳を避けること	投与中は授乳を避けさせること	投与するときは授乳させないよう注意すること
安全	情報不足	安全
メトクロプラミドの母乳移行量にばらつきがあるが，ほとんどの乳児は母体投与量の10％未満を摂取することになる。血清プロラクチン上昇および胃腸での副作用発現の可能性はあるが，十分なデータの結果ではない。メトクロプラミド使用中の母乳育児への悪影響は認められていない。	記載なし	ファモチジンは新生児では母乳中よりも高用量で使用されている。ファモチジンは，母乳育児に有害作用を引き起こすとは予想されないため，使用を避ける必要はない。
L2 (Significant Data–Compatible)	記載なし	L1 (Limited Data–Compatible)

第2部 授乳と薬

とされている。また，バイオアベイラビリティも37％と低いため，乳児への影響はほとんどないと考えられる。

レバミピドは国内開発のため，海外での使用経験がなく文献情報が乏しいが，水溶性の酸性薬物で蛋白結合率は98.4％と高く，母乳中に移行しにくいため授乳に問題はないと考える。

その他の注意すべき薬

前述のAsztalosらの報告では，ドンペリドンの乳汁分泌促進作用の有効性が検討されている。

ドンペリドン以外でも，精神神経用薬をはじめ抗ドパミン作用をもつ薬では，血清プロラクチン濃度の上昇および乳汁分泌の促進がみられる可能性がある。表2には，添付文書の副作用の項に，血清プロラクチン濃度上昇や乳汁分泌について記載されている薬をまとめた。

> ウイルス性胃腸炎は感染性が高くしばしば流行するが，健康な成人では重症になることが少ないため，安静にして水分や食事を適切に摂れば数日で自然治癒する。薬物治療は必要のないことが多いが，嘔吐が激しい場合はドンペリドンや五苓散が用いられる。いずれも小児にも用いられ，母乳への移行は問題とならない。
>
> 今回のような場合は，母親のつらい気持ちに共感すると同時に，自然治癒する疾患であることと経過の見通しを伝え，安心してもらうことも大切である。数日間は家事などをせず，体を休められるように手配できることが望ましい。また，短期間の食事・水分の摂取低下で母乳分泌は急激に減少しないことを伝えるとよい。
>
> 母親が感染症に罹患すると，その病原体に対する特異抗体が母乳中に分泌されるので，乳児が罹患しても通常は軽症で済む。また，母親自身

6　消化器官用薬

表2　血清プロラクチン濃度上昇や乳汁分泌に関わる副作用が添付文書に記載されている消化器官用薬

一般名 [主な商品名]		副作用の記載内容* 【発現頻度】	発現機序
レバミピド［ムコスタ］		乳腺腫脹，乳房痛，女性化乳房，乳汁分泌誘発【頻度不明】	抗ドパミン作用
トロキシピド［アプレース］		動物実験でプロラクチン分泌異常によると推定される性周期の乱れが報告。月経異常，乳汁分泌などの観察を十分に行う。	不明
H₂受容体拮抗薬	シメチジン［タガメット］	女性型乳房【0.1〜5％未満】乳汁分泌【0.1％未満】	抗ドパミン作用 抗アンドロゲン作用 エストロゲン作用増強
	ロキサチジン酢酸エステル塩酸塩［アルタット］	女性型乳房，乳汁分泌【0.1％未満】	
	ラニチジン塩酸塩［ザンタック］	乳房腫脹，乳汁漏出，乳房痛【0.1％未満】	
	ファモチジン［ガスター］	月経不順，女性化乳房【0.1％未満】 乳汁漏出症【頻度不明】	
	ニザチジン［アシノン］	女性型乳房，乳汁分泌【0.1％未満】	
PPI	オメプラゾール［オメプラール］	女性化乳房【0.1％未満】，月経異常【頻度不明】	不明
ドパミン受容体拮抗薬	メトクロプラミド［プリンペラン］	内分泌機能異常（プロラクチン値上昇），錐体外路症状等の副作用があらわれることがある。 無月経，乳汁分泌，女性型乳房等【頻度不明】	抗ドパミン作用
	ドンペリドン［ナウゼリン］	禁忌：プロラクチン分泌性の下垂体腫瘍（プロラクチノーマ）の患者 女性化乳房，プロラクチン上昇，乳汁分泌，乳房膨満感，月経異常【0.1％未満】	
	イトプリド塩酸塩［ガナトン］	プロラクチン上昇【0.1％未満】女性化乳房【頻度不明】	
ベンズアミド系	スルピリド［ドグマチール］	禁忌：プロラクチン分泌性の下垂体腫瘍（プロラクチノーマ）の患者	
	スルトプリド塩酸塩［バルネチール］	月経異常，乳汁分泌，女性化乳房【0.1％未満〜5％未満】	

＊：女性化乳房のみは除く

第5章　代表的な薬の安全性と授乳婦への対応

の体調が悪いときは，わざわざ起き上がって調乳するより，臥位で母乳哺育をするほうが楽である。「お母さんは休ませて，おっぱいは休ませない」という対応が基本となる。

　なお，ドンペリドンやメトクロプラミドは，その作用機序から乳汁分泌促進作用をもつため，服用中に授乳をやめることは非常に困難であることも，医療専門家は知っておきたい。

瀬尾 智子（緑の森こどもクリニック 院長）

参考文献

1) JAID/JSC 感染症治療ガイド・ガイドライン作成委員会腸管感染症ワーキンググループ：JAID/JSC 感染症治療ガイドライン 2015─腸管感染症─. 日本化学療法学会雑誌, 64 (1)：31–65, 2016
2) 髙折修二, 他 監訳：グッドマン・ギルマン薬理書 第12版(下), pp1701–1703, 廣川書店, 2013
3) ナウゼリン錠・OD錠・ドライシロップ・細粒 インタビューフォーム(第11版, 2016年7月改訂)
4) Wan EW, et al.：Dose–effect study of domperidone as a galactagogue in preterm mothers with insufficient milk supply, and its transfer into milk. Br J Clin Pharmacol, 66 (2)：283–289, 2008
5) Asztalos EV, et al.：Enhancing human milk production with domperidone in mothers of preterm infants. J Hum Lact, 33 (1)：181–187, 2017
6) Gupta AP, et al.：Metoclopramide as a lactogogue. Clin Pediatr (Phila), 24 (5)：269–272, 1985
7) Ehrenkranz RA, et al.：Metoclopramide effect on faltering milk production by mothers of premature infants. Pediatrics, 78 (4)：614–620, 1986
8) Kauppila A, et al.：Metoclopramide and breast feeding：transfer into milk and the newborn. Eur J Clin Pharmacol, 25 (6)：819–823, 1983

（竹林 まゆみ）

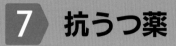

第5章　代表的な薬の安全性と授乳婦への対応

7　抗うつ薬

今回のケース

薬の用意ができたので声をかけると，げっそりした状態で受け取りに来たRさん（28歳）。3カ月の赤ちゃんがいるとのことで，とても不安な気持ちをお話しいただいた。処方内容は以下の通り。

> パロキセチン塩酸塩水和物徐放錠12.5mg　1回1錠　1日1回　夕食後

Rさんの訴え　妊娠中，時々気分が不安定になり，心療内科を受診して，今日いただいたものと同じ薬を飲んでいました。出産後は，母乳育児がしたくて薬は自己中断しました。子どもが3カ月になり，外気浴のために外にも連れて行かなければいけないと聞いてから，子育てに対する負担感が増して時々苦痛に感じるようになりました。気分が不安定なことが多くなり，食欲も落ちて体重が減ってしまいました。子どもが寝ていても自分が眠れないし，家事もできないことがあるので，家族に勧められて，以前かかっていた心療内科を受診しました。

昼はだいたい3時間ごとに授乳していますが，疲れて帰ってきている夫によく寝てほしいので，子どもがいつ泣くか心配な夜は，お腹のもちがいいと思って人工乳にしています。このまま授乳は継続したいけれど，薬が母乳に入ったら子どもに影響するのではないかと，今度はそちらが心配になってきました。

注目するポイントはここ！

薬を処方された授乳婦の不安に応える場合に注目するポイントは2つ。❶授乳の必要性と薬の必要性，❷薬の母乳移行性である。

第5章　代表的な薬の安全性と授乳婦への対応

❶ 授乳の必要性と薬の必要性

　生後3カ月の子どもをもち，母乳と人工乳の混合で子育てをしている母親である。本人は授乳継続を希望しているが，食欲が落ちて食事をしっかり摂れておらず，症状が悪化して家族に勧められて受診しており，医師は薬物治療が必要だと判断している。子どもは3カ月で，本人も授乳を希望していることから，母乳育児を続けていくためのサポートが必要である。

❷ 薬の母乳移行性

　パロキセチン塩酸塩水和物の母乳移行性についての情報は以下の通り。
- 分子量：374.83ダルトン
- 剤形：経口剤（小児適応なし）
- 分配係数：3.38（脂溶性）
- 酸性／塩基性：塩基性（pKa：約9.9）
- 蛋白結合率：約95%
- 代謝物活性：なし
- 半減期：14.35時間
- 乳児相対摂取量：1.2〜2.8%（MMM 17th＊より）

＊　MMM 17th：Medications and Mothers' Milk 17th

今回のケースの考え方

❶ 授乳の必要性と薬の必要性

　産後の母親の精神状態は乳児への影響が大きいことから，母子の健康において重要な問題となっている。平成25年度に厚生労働省が公表した「健やか親子21」の最終報告書[1]では，平成25年時点での産後うつ疑いの発生率は9%だとしている。また，日本周産期メンタルヘルス学会による「周産期メンタルヘルス　コンセンサスガイド2017」[2]によると，産後うつ病は10〜15%にみられる。

　母親の産後うつは乳児にも影響することが報告されている。Rahmanら[3]が行ったコホート調査では，母親がうつ病の児では下痢が有意に多く，身長や体重も6カ月および12カ月時点において発育不良が有意に多くみられている。これは，育児能力の低下や情緒的な働きかけが減少することが要因の一つで

208

あると考えられている。

薬物治療について，「周産期メンタルヘルス コンセンサスガイド2017」は，症状の内容や重症度に応じ，治療の有効性，過去の治療反応性，副作用，患者のアドヒアランス，希望を考慮し，心理社会的サポート，心理療法，薬物療法，電気痙攣療法などの介入を検討するとしている[2]。英国の国立医療技術評価機構（NICE）のガイドラインでは，中等度から重度のうつ病で薬物療法を検討すべきだとしている[4]。今回の患者の場合，育児や家事に支障を来す状況になっており，中等度以上の重症度だとの判断から薬物療法が検討されたと考えられる。

一方，産後うつと母乳育児の関連についても検討がなされている。乳児が母乳を吸う刺激は母親の脳からオキシトシンを分泌させる。オキシトシンは産後，子宮を収縮させて出血を減らし，不安を減少させて安らぎを与え，情緒的・社会的な絆作りを促進し，育児行動を強化するといわれている。また，腺房の周りの筋上皮細胞を収縮させ，腺房に溜まった母乳を乳管に押し出す。これにより母乳が乳頭から射出されることを，射乳反射という。射乳反射は，母親が乳児のにおいを嗅いだり泣き声を聞いたりすることにより起こるが，それだけでなく，乳児のことを考えるだけで起こることもある[5]。

Figueiredoら[6]は，授乳と産後の抑うつ症状発現の関連性を明らかにすることを目的としてコホート研究を行い，母乳育児は産後3カ月の産後うつの症状スコアを有意に低下させたと報告している。またDiasら[7]は，授乳期間と産後うつの発症についてメタアナリシスを行っている。授乳期間が短いと産後うつの発症が増大することや，妊娠中にうつ病を発症していると授乳期間が短くなること，産後のうつ症状の訴えが多くなることを報告している。

しかし，母乳と産後のうつ症状についてはさらなる前向きの研究が必要とされている。Chowdhuryら[8]が行った母乳育児と母子保健に関するメタアナリシスによると，母乳育児が乳がん，子宮がん，2型糖尿病のリスクを下げるエビデンスは強い。しかし母乳育児と産後うつ病の関係は，授乳期間が短いと産後うつ病が多いという報告もあるが，それ以後の新しい研究が行われておらず，まだ不明確であるとしている。

第5章　代表的な薬の安全性と授乳婦への対応

　生理的に考えると，母乳育児を行うと母親がオキシトシンの恩恵を受けやすいため，不安を減少させ，安らぎを与え，社会的な絆を促進する――つまり育児を進めやすくすると考えられる。これまでの母乳育児とうつ症状の研究から，少なくとも授乳期間の短縮や授乳の中断はうつ症状を緩和する方向に働かないと推測できる。したがって，この患者の場合も母乳育児を継続できるようなサポートが必要だと考える。

❷ 薬の母乳移行性

　抗うつ薬の母乳移行性はどうだろうか？　愛知県薬剤師会の妊娠・授乳サポート薬剤師が応需した相談事例のうち，授乳婦からの相談が多かった抗うつ薬とそのデータを表に示す。今回の症例において処方されているパロキセチンが，相談件数でも最も多かったことがわかる。

　パロキセチンは，前述した通り脂溶性ではあるが，蛋白結合率が高くRIDも低い。母乳中の濃度は複数の研究で低いか検出限界以下であったことが確認されている[9, 10]。したがって，乳児が母乳を飲んでも，消化管から吸収するパロキセチンの量は非常に少ないと考えられる。

　パロキセチンは使用頻度が高いこともあり，服用している母親による母乳育児の追跡調査がされている。例えば，妊娠第3三半期にパロキセチンを服用していて，母乳育児を継続した母親を追跡したコホート調査によると，母乳を中断した母親やパロキセチンを服用していない母親と比べ，乳児に便秘や眠気などの症状が若干多く報告されているが，因果関係は明確でないとしている[11]。

　また，授乳期間に最低2週間，毎日平均20.7mgのパロキセチンを服用していた母親27人の乳児を追跡した前向きコホート研究[12]も行われている。コントロール群は母乳育児をしなかった群とSSRIを服用していない群の乳児であった。27人の母親のうち，20人は妊娠中からパロキセチンを摂取していた。生後3カ月の子どもの体重はパロキセチン群が低かったが，交絡の調整を行うと母親のパロキセチン服用は独立した因子ではなかった。生後6カ月および12カ月の子どもの体重はコントロール群と変わらず，健常児の発達状態と変

7 抗うつ薬

わらなかった。乳児のうち1人は，過敏性が高いと報告された。

　以上より，パロキセチンを服用しながらの母乳育児は可能であると考えられる。乳児が疾患をもっておらず，代謝・排泄に問題がなく，母親の希望があれば，十分な説明のうえで，母乳育児をサポートする必要がある。

　また表に示した他の薬についても基本的に母乳に移行するが，RIDは低く，使用は可能である。いくつか乳児への影響が報告されているものがあるので，選択する際に考慮する。産後うつに利用される他の薬についても，基本的に母乳育児を継続することが国際的なコンセンサスとなっている。まずは母親の話をしっかり聞き，できれば家族との連携を取ることが重要である。

━━━━━ 今回のケースでのアドバイス例 ━━━━━

　いろいろ心配なことが重なってしまいましたね。実は，母乳育児のほうがお母さん自身の気持ちのコントロールに良い影響があることも知られているんですよ。今服用されているお薬は，母乳中にわずかに移行します。でも，お薬を服用しているお母さんで母乳育児を続けていた赤ちゃんと，母乳を中止したお母さんの赤ちゃんとでは，その発育に特に違いはなかったことも報告されています。また，母乳は赤ちゃんの成長に適した栄養成分ですし，免疫物質が分泌されていますので，赤ちゃんを感染から守るなどのメリットも明らかになっています。少し家事をご家族に手伝っていただきながら，母乳育児を続けてみられてはいかがでしょうか。

第2部

授乳と薬

211

第5章　代表的な薬の安全性と授乳婦への対応

表　授乳婦からの相談が多い抗うつ薬

	薬剤名	パロキセチン塩酸塩水和物	セルトラリン塩酸塩	フルボキサミンマレイン酸塩	
	妊娠・授乳サポートシステム事例登録数（2012～2018年末）	24件	18件	12件	
薬剤情報	小児用薬用量設定，小児適応	なし	なし	8歳以上で小児適応あり	
	剤形	経口剤	経口剤	経口剤	
	分子量	374.83ダルトン	342.69ダルトン	434.41ダルトン	
	分配係数	3.38	700	18（pH7）	
	脂溶性	脂溶性	脂溶性	脂溶性	
	蛋白結合率	約95%（100ng/mL）約93%（400ng/mL）	98.4%（20ng/mL）98.6%（100ng/mL）98.5%（200ng/mL）	70～76%[*1]約81%[*2]	
	酸性/塩基性	塩基性	塩基性	両性	
	pKa	約9.9	8.9	pKa_4：1.8，pKa_2：6.1，pKa_3：8.5	
	半減期（$T_{1/2}$）	14.35時間	24.1時間	9.83時間	
	M/P比	0.056～1.3[*3]	0.89[*3]	1.34[*3]	
	RID	1.2～2.8%[*3]	0.4～2.2%[*3]	0.3～1.4%[*3]	
文献情報	添付文書（授乳に関する記載）	投与は避けることが望ましいが，やむを得ず投与する場合は授乳を避けさせること			
	妊娠と授乳 改訂2版（授乳に関する記載）	安全	安全	安全	
	LactMed（Summary）	母乳中のパロキセチン濃度が低いので，乳児が消化管から吸収する量は少なく，測定を受けたほとんどの乳児の血液中から検出されていない。時々，特に妊娠第三半期にパロキセチンを服用している母親から産まれた子どもにおいて軽度の副作用が報告されているが，乳汁中の医薬品が寄与するかは明確でない。多くの権威のあるreviewerは，パロキセチンは授乳中に推奨される抗うつ薬だと考えている。乳児において時々発生する軽度の副作用として，不眠，泣くことが増える，落ち着きのなさなどが報告されている。	母乳中のセルトラリン濃度が低いので，乳児が消化管から吸収する量は少なく，ほとんどの乳児の血液中から検出されていない。しかしながら，弱い活性のある代謝物ノルセルトラリン（デスメチルセルトラリン）が児の血液中で低濃度で検出されることがしばしばある。早産児で代謝活性が低いと，薬が蓄積して新生児薬物離脱症候群のような症状を示すことがまれにある。多くの権威のあるreviewerは，セルトラリンは授乳中に推奨される抗うつ薬だと考えている。	限られた情報であるが，母体へ投与されるフルボキサミンの用量が300mg/日以下であれば母乳中の濃度は低く，特に児が2カ月以上の月齢であれば有害な影響をもたらす可能性は低いだろうと考えられている。児の血中フルボキサミン濃度上昇が1例報告されたが，測定を受けた児の多くでは血中から検出不能であった。ほかの児で，母親がフルボキサミンを開始した後に下痢，嘔吐，興奮が認められている。成長や発達における長期間の追跡は限られているが，母乳哺育児への有害な影響は認められていない。	
		妊娠中と産後にSSRIを服用している母親において授乳が困難な場合があるが，これは疾患の状態に由来する可能性がある。こうした母親は追加の授乳サポートの必要性を考慮する。妊娠第3三半期にSSRIの曝露を受けた母乳哺育児は，↗			
	MMM 17thの分類	L2（Limited Data–Probably Compatible）	L2（Limited Data–Probably Compatible）	L2（Limited Data–Probably Compatible）	

＊1　ルボックス錠医薬品インタビューフォームより引用。
＊2　デプロメール錠医薬品インタビューフォームより引用。
＊3　MMM 17th（Medications and Mothers' Milk 17th）より引用。

エスシタロプラムシュウ酸塩	デュロキセチン塩酸塩	ミルタザピン
12件	8件	6件
なし	なし	なし
経口剤	経口剤	経口剤
414.43 ダルトン	333.88 ダルトン	265.35 ダルトン
2511.9（logP ＝ 3.4 より計算）	37.8	1819.7（logP ＝ 3.26 より計算）
脂溶性	脂溶性	脂溶性
55.4%	97〜99%	85%
塩基性	塩基性	判断できない
9.5	8.1	pKa_1：3.71, pKa_2：7.62
27.7時間（EM[*4]群）51.2時間（PM[*5]群）	10.56時間（β相の値）	31.7時間
2.2[*3]	0.267〜1.29[*3]	0.76[*3]
5.2〜7.9%[*3]	0.1〜1.1%[*3]	1.6〜6.3%[*3]
投与は避けることが望ましいが，やむを得ず投与する場合には授乳を避けさせること		
安全	情報不足	情報不足
限られた情報であるが，母体へ投与されるエスシタロプラムの用量が20mg/日以下であれば母乳中の濃度は低く，特に児が2カ月以上の月齢であれば有害な影響をもたらす可能性は低いだろうと考えられている。妊娠中と授乳中にエスシタロプラムを服用していた母親から母乳哺育を受けた新生児で壊死性腸炎が1例報告されたが，因果関係は確立されていない。母乳中に含まれるエスシタロプラムに加えブプロピオンにも曝露した乳児で，てんかん発作様の事象が発生した。その他の軽度の行動障害も報告されている。特に若く，完全母乳で，複数の向精神薬を併用している場合は児の眠気をモニターすること。　人工乳の哺育児より新生児適応不全のリスクが低い。	デュロキセチンを授乳中に使用した際の情報は限られている。しかし，母乳中に含まれる量は少なく，母乳哺育を受けた2人の児における血中濃度は低かった。特に新生児や早産児に授乳する際は，より調査が行われている医薬品が薦められる可能性がある。しかし，デュロキセチンが母親に不可欠な場合も，母乳哺育を中止する理由にはならない。特に若く，完全母乳で，複数の向精神薬を併用しているときは児の眠気，適正な体重増加，発達の診査事項をモニターすること。デュロキセチンを服用している女性で乳汁漏出症が報告されている。	限られた情報であるが，母体へ投与される用量が120mg/日以下であれば母乳中の濃度は低く，特に児が2カ月以上の月齢であれば有害な影響をもたらす可能性は低いだろうと考えられている。ミルタザピンが母親に不可欠な場合，母乳哺育を中止する理由にはならない。この薬を使う母に完全母乳で育てられている児については，行動に関する副作用や適度の成長が認められるかを授乳中にモニターするべきである。
L2（Limited Data−Probably Compatible）	L3（Limited Data−Probably Compatible）	L3（Limited Data−Probably Compatible）

*4　EM：Extensive Metabolizer
*5　PM：Poor Metabolizer

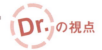

　産後に起こるうつ状態も「うつ病」の一つで，治療が必要である。本人も周りも「産後の疲れ」「育児疲れ」と見過ごしていることがあるが，「家事や育児ができない」など日常生活に支障を来したり，「食欲不振」「不眠」など身体症状がある場合は，早めに専門医を受診するよう勧めたい。母親にうつ症状があると，子どもの成長や発達に影響が出ることが知られている。早期介入により母親の育児能力を回復させることが，子どものためにも必要なのである。

　母乳育児のメリットは確立されており，薬の母乳中への移行は少ないので，子どもに有害作用が起こる可能性は非常に低い。母乳の有益性は母乳中の薬のリスクよりもはるかに大きいのである。

　育児中の女性はさまざまな支援を必要としている。母親でなくてもできる家事などは，他人が行って負担を減らし，育児に専念できる環境を整えることも大切である。うつ状態の女性が育児を行うためには，適切な治療と周りのサポートが不可欠である。

　最近，産後のメンタルヘルスの重要性が認識されるようになり，スクリーニングも広く行われている。日本周産期メンタルヘルス学会の「周産期メンタルヘルス コンセンサスガイド2017」は，学会のホームページから閲覧可能なので，参照されたい（http://pmhguideline.com/consensus_guide/consensus_guide2017.html）。

瀬尾 智子（緑の森こどもクリニック 院長）

参考文献

1) 「健やか親子21」の最終報告書（http://rhino.med.yamanashi.ac.jp/sukoyaka/pdf/saisyuuhyouka4.pdf）
2) 周産期メンタルヘルスコンセンサスガイド2017（http://pmhguideline.com/consensus_guide.html）
3) Rahman A, et al.: Impact of maternal depression on infant nutritional status and illness: a cohort study. Arch Gen Psychiatry, 61 (9): 946-952, 2004

7 抗うつ薬

4) National Collaborating Center for Mental Health：Depression in adults：recognition and management：Clinical guideline, 2009

5) ガブリエル・パーマー 著, 本郷寛子, 他 訳：母乳育児のポリティクス, メディカ出版, 2015

6) Figueiredo B, et al.：Breastfeeding is negatively affected by prenatal depression and reduces postpartum depression. Psychological Medicine, 44 (5), 927-936, 2014

7) Dias CC, et al.：Breastfeeding and depression：a systematic review of the literature. J Affect Disord, 171：142-154, 2015

8) Chowdhury R, et al.：Breastfeeding and maternal health outcomes：a systematic review and meta-analysis. Acta Paediatr, 104 (467), 96-113, 2015

9) Weissman AM, et al.：Pooled analysis of antidepressant levels in lactating mothers, breast milk, and nursing infants. Am J Psychiatry, 161 (6)：1066-1078, 2004

10) Oberlander TF, et al.：Pain reactivity in 2-month-old infants after prenatal and postnatal serotonin reuptake inhibitor medication exposure. Pediatrics, 115 (2)：411-425, 2005

11) Costei AM, et al.：Perinatal outcome following third trimester exposure to paroxetine. Arch Pediatr Adolesc Med, 156 (11)：1129-1132, 2002

12) Merlob P, et al.：Paroxetine during breast-feeding：infant weight gain and maternal adherence to counsel. Eur J Pediatr, 163 (3)：135-139, 2004

（大津 史子）

第2部

授乳と薬

第5章 代表的な薬の安全性と授乳婦への対応

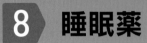

今回のケース

産後約3カ月で、母乳育児をしているSさん(36歳)が、以下の処方せんを持って来局された。

> ゾルピデム酒石酸塩錠10mg 1回1錠 不眠時 10回分

Sさんの訴え 不妊治療の末に第一子を授かって、先日無事に出産しました。念願かなって生まれた子どもなので、子ども第一で育児を行ってきましたが、人から真面目と言われるほうで、つい完璧を追い求めてしまい、産後2カ月経ったあたりから育児に対する負担を強く感じるようになってきました。高齢出産だったので、体力的にも限界を感じていて、夜中だけ家族に人工乳で授乳を代わってもらっています。ただ、いざ寝ようと思ってもなかなか寝付けない日が多いです。今日、子どもの3カ月健診のときに医師に相談したところ、この薬が処方されました。今のところ、産後うつではないと言われています。いざ薬をもらうというときになって、自分が寝るために薬を出してもらって、それで子どもに害があったらどうしようと心配になってきました。授乳はできる範囲では継続したいと考えていて、薬が原因で断乳するくらいならば、自分がもっと我慢すべきだと思っています。

注目するポイントはここ！

薬を処方された授乳婦の不安に応える場合に注目するポイントは2つ。❶授乳の必要性と薬の必要性、❷薬の母乳移行性である。

❶授乳の必要性と薬の必要性

生後3カ月の子どもに対して、夜中は家族が人工乳を使って、起きてい

るときは母乳で子育てをしている母親である。

　精神的・身体的にも負担を感じており，医師も薬物治療が必要と判断し処方されている。本人も授乳を希望しており，母乳育児を続けていくためのサポートが必要である。

❷ 薬の母乳移行性

ゾルピデム酒石酸塩の母乳移行性についての情報は以下の通り。

- 分子量：764.87 ダルトン
- 剤形：経口剤（小児適応なし）
- 分配係数（pH7の値）：309 [脂溶性]（IF[*1]より）
- 酸性/塩基性：両性〔pKa$_1$：2.84（カルボキシル基），pKa$_2$：3.96（カルボキシル基），pKa$_3$：6.35（イミダゾール基）〕
- 蛋白結合率：96.0～96.3%
- 代謝物活性：代謝物に活性は認められていない（動物実験）
- 半減期：2.06時間
- 乳児相対摂取量：0.02～0.18%（MMM 17th[*2]より）

*1　IF：医薬品インタビューフォーム　*2　MMM 17th：Medications and Mothers' Milk 17th

今回のケースの考え方

❶ 授乳の必要性と薬の必要性

　睡眠障害は疫学的に男性より女性に多いとされ，女性の睡眠障害のなかにはライフステージと関連して発生するものがある[1]。産後の睡眠障害もそのうちの一つである。Dorheimらは産後7週の女性を対象とした睡眠の質に関する調査を行っており，その結果，約6割の女性が睡眠に問題を抱えていたと報告している[2]。また，この調査では産後の不眠は産後うつ病の独立したリスク因子であることも示されている。産後うつ病は，母親だけでなく乳児への影響も大きく，重要な問題となっていることは本書の前項にてすでに示した（p.208参照）。このほかにも，産後に持続的な不眠があった母親では，不眠症のなかった母親と比べて産後2年時点でのBMI増加量が大きいという報告もある[3]など，産後の不眠が母親のその後の健康状態にも影響することが少

217

第5章　代表的な薬の安全性と授乳婦への対応

しずつ示されてきている。

　したがって，産後の女性が訴えた不眠は軽視すべきではなく，不眠に対する薬物療法が必要な場合は，薬物療法と授乳の両立を検討するべきである。

❷ 薬の母乳移行性

　ゾルピデム酒石酸塩は，脂溶性であるが蛋白結合率は高い。母乳中濃度に関する検討として，20mgを単回投与された5人の母親から，服用3時間後の母乳を採取したところ，親の投与量の0.004～0.019％に相当する程度しか検出されなかったという報告がある[4]。Medications and Mothers' Milk 17thによるとMilk/Plasma比（M/P比）が0.13～0.18，乳児相対摂取量（RID）が0.02～0.18％とある。RIDは一般的に10％未満であれば安全とされているため，母乳への移行量は非常に少ないと推測される。

　また，本剤は睡眠薬のなかで超短時間作用型に分類され，半減期は約2時間と消失が早いため，就寝前に服用してから翌朝までに血中濃度がかなり下がっていると考えられる。仮に最高血中濃度到達時点から6時間後に起床したとすると，1/2×1/2×1/2でその時点で血中濃度は約1/8まで低下していることになる。夜中は家族に人工乳で授乳を代わってもらえると言っているため，乳児への曝露はごくわずかにとどめることができると考えられる。

　以上より，Sさんに処方された薬が母乳移行することで児に害を与える可能性は低く，母親が服薬することで体調を整えて育児を行っていくことの有益性がリスクを上回ると考えられる。また，薬には催眠鎮静作用があり，母親の夜間の添い寝は避ける必要があるため[5]，今回のケースであったように夜間は家族が人工乳を与えるなど周囲のサポートも重要となる。

　愛知県薬剤師会の妊娠・授乳サポート薬剤師が応需した相談事例のうち，授乳婦からの相談が多かった睡眠薬を表に示す。睡眠薬の相談事例で最も多かったのは超短時間作用型のゾルピデム酒石酸塩であり，次いで短時間作用型の睡眠薬であるエチゾラム，ブロチゾラムが続いた。これらの薬についても授乳中の服用について考察する。

　エチゾラムは脂溶性であり，母乳への移行が考えられるが，実際に服用し

8　睡眠薬

表　授乳婦からの相談が多い睡眠薬

薬剤名		ゾルピデム酒石酸塩	エチゾラム	ブロチゾラム
妊娠・授乳サポートシステム事例登録数（2012〜2018年末）		36件	27件	16件
薬剤情報	小児用薬用量設定,小児適応	なし	なし	なし
	剤形	経口剤	経口剤	経口剤
	分子量	764.87 ダルトン（ゾルピデム2分子と酒石酸の分子量）	342.85 ダルトン	393.69 ダルトン
	分配係数	309（pH7,オクタノール/水系）	354（pH7,オクタノール/水系）	10,100（pH7,クロロホルム/水系）
	脂溶性	脂溶性	脂溶性	脂溶性
	蛋白結合率	96.0〜96.3%	93%	約90%
	酸性/塩基性	判断できない	判断できない	判断できない
	pKa	pKa_1：2.84（カルボキシル基），pKa_2：3.96（カルボキシル基），pKa_3：6.35（イミダゾール基）	2.6	2.1
	半減期（$T_{1/2}$）	2.06 時間	6.3 時間	約7時間
	M/P比	0.13〜0.18[*1]	0.125，0.181[6]	MMM 17th[*2]に収載なし
	RID	0.02〜0.18%[*1]	5.96%，6.94%[6]	MMM 17th[*2]に収載なし
文献情報	添付文書（授乳に関する記載）	投与は避けることが望ましいが，やむを得ず投与する場合は,授乳を避けさせること	投与は避けることが望ましいが,やむを得ず投与する場合は,授乳を避けさせること	投与は避けることが望ましいが,やむを得ず投与する場合は,授乳を避けさせること
	妊娠と授乳 改訂2版（授乳に関する記載）	情報不足	情報不足	情報不足
	LactMed（Summary）	母乳中のゾルピデム濃度は低く，半減期も短いため，乳児が消化管から吸収する量は少なくなり，乳児に有害事象は引き起こさないと予想される。児の過鎮静，低血圧,呼吸抑制をモニターする。	収載なし	収載なし
	MMM 17thの分類	L3（Limited Data-Probably Compatible）	収載なし	収載なし

＊1　MMM 17th（Medications and Mothers' Milk 17th）より引用。
＊2　MMM 17th：Medications and Mothers' Milk 17th

第2部　授乳と薬

第5章　代表的な薬の安全性と授乳婦への対応

た2例の母親から検体を採取した結果，M/P比は0.181と0.125，RIDは5.96％と6.94％であったと報告されている[6]。母乳への移行量が少ないため，乳児に影響を及ぼす可能性は低いと考えられる。実際，青木らはエチゾラムを服用している母親の児32名について追跡を行い，いずれの児も1カ月健診時まで有害事象は認めなかったと報告している[7]。

　ブロチゾラムも脂溶性であるが，蛋白結合率が約90％と高い。本稿で注目した他の睡眠薬と類似する物理化学的性質を示すが，本剤はM/P比やRIDに関する情報が見当たらず，どの程度母乳移行するかは不明である。ラットにおける実験では，血液中のブロチゾラム濃度と母乳中のブロチゾラム濃度はほとんど同じであったと報告されている[8]。母乳への移行量が得られている薬への変更も考えられるが，患者が服用中の薬の変更を望まず，変更しても十分な効果が得られないこともあるため慎重な対応が必要である。

　以上のように，睡眠薬には母乳への移行量が少ないと考えられる薬があり，これらは授乳中に服用したとしても乳児に影響を与えるとは考えにくい。一般に，睡眠薬はなるべく短時間作用性のものを選択し，短期間，断続的，低用量，生後1週間以降の使用であれば安全とされている[5]。薬の服用による母親の健康の確保と，無理のない授乳とが両立できるようサポートを行っていくことが必要である。

・──── 今回のケースでのアドバイス例 ────・

　夜も眠れずに，つらかったですね。薬が原因で断乳することは避けたいということですね。今回処方されている薬は，この薬を飲んだお母さんの母乳中に含まれる薬の量はわずかであり，授乳中に服用しても安全とされるラインよりかなり少ない量であることがわかっています。また，この薬は寝つきを良くするためのもので，効果を発揮した後は速やかに血液中からなくなっていきます。血液中の薬の量が少ないほど母乳中の薬の量は減りますので，お話にあったように夜間はご家族にお任せして，翌朝に授乳するということでしたら，より安心して授乳と服薬を両立していただけると思います。

8 睡眠薬

参考文献

1）内山　真：女性のライフステージと睡眠障害．薬局，62（10）：3314-3318, 2011
2）Dorheim SK, et al：Sleep and depression in postpartum women：a population-based study. Sleep, 32（7）：847-855, 2009
3）Rognmo K, et al：Self-reported short sleep duration and insomnia symptoms as predictors of post-pregnancy weight change：Results from a cohort study. Womens Health, 12（5）：465-474, 2016
4）Pons G, et al：Zolpidem excretion in breast milk. Eur J Clin Pharmacol, 37（3）：245-248, 1989
5）田中奈美：産婦人科医からみた産後うつ病と周産期支援．日本母乳哺育学会雑誌，11（2）：145-154, 2017
6）伊藤直樹：HPLC－MSを用いた乳汁への薬物移行動態解析と新生児への安全性に関する研究．科学研究費助成事業データベース，（https://kaken.nii.ac.jp/grant/KAKENHI-PROJECT-21791033/）2018年11月10日閲覧
7）青木宏明：薬物治療を受けている母親の授乳の安全性の検討．周産期学シンポジウム，28：61-65, 2010
8）Bechtel WD：Pharmacokinetics and metabolism of brotizolam in animals. Br J Clin Pharmacol, 16（Suppl 2）：261S-266S, 1983

（酒井　隆全）

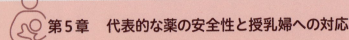

9 ステロイド外用剤

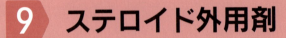

今回のケース

　産後約5カ月で，母乳育児をしているTさん（24歳）が，以下の処方せんを持って来局された。

> ベタメタゾン酪酸エステルプロピオン酸
> エステルローション0.05%　　　　　　　　　　　　　　　　　10g
> 1日2回　頭皮のかぶれた所に塗布

Tさんの訴え　染毛剤を使って髪を染めたところ頭皮がかぶれたため，皮膚科を受診しました。皮膚科で行ったパッチテストでも陽性で，染毛剤による接触性皮膚炎と言われました。昨晩はかゆくてよく眠れないくらいで，早く症状を落ち着かせたいです。皮膚科の医師には授乳中ということを黙っていたのですが，調べてみたらステロイドのなかでも結構強いほうみたいなので心配になって相談しました。授乳は人工乳との混合栄養で，これから離乳食を始めようというところです。少しずつでも母乳哺育は継続したいと思っています。

注目するポイントはここ！

　薬を処方された授乳婦の不安に応える場合に注目するポイントは2つ。❶授乳の必要性と薬の必要性，❷薬の母乳移行性である。

❶授乳の必要性と薬の必要性

　生後5カ月の子どもに対して，母乳と人工乳の混合で子育てをしている母親である。本人は授乳継続を希望している。昨晩はよく眠れないほどのかゆみだったと訴えており，医師も薬物療法が必要と考えて薬を処方している。

222

❷ 薬の母乳移行性

ベタメタゾン酪酸エステルプロピオン酸エステルの母乳移行性についての情報は以下の通り。

- 分子量：518.61 ダルトン
- 剤形：外用剤（小児適応なし）
- 分配係数：∞［脂溶性］（IF*より）
- 酸性/塩基性：解離しない（IF*より）
- 蛋白結合率：98％以上
- 代謝物活性：代謝物の一部に活性あり（動物実験）
- 半減期：記載なし
- 乳児相対摂取量：計算できない
- ＊　IF：医薬品インタビューフォーム

今回のケースの考え方

❶ 授乳の必要性と薬の必要性

接触性皮膚炎は種々の物質が原因となって発生するが，SSCI-Net（皮膚安全性症例情報ネット）の全国調査では，近年は化粧品・薬用化粧品が原因物質の半数以上を占めており，そのなかでも多い製品種別として染毛剤，シャンプー，化粧下地，化粧水などが挙げられている[1]。妊娠・授乳中の女性がこれらの製品を使用している可能性は高く，接触性皮膚炎の発生には注意すべきである。

（今回の原因は医薬品ではないが）重篤副作用疾患別対応マニュアルの「薬剤による接触皮膚炎」の項目には，治療法として，まず原因となった薬を中止し，ステロイド外用剤（炎症症状の強い場合には，より局所作用の強いもの）を使用すると記載されている[2]。よく眠れないほどのかゆみであったという患者の言葉から，炎症の強さを考慮してVery Strongに分類される本剤を処方したと考えられる。

また，授乳の必要性については，子どもは5カ月で離乳食はこれから開始とのことで，母乳または人工乳による栄養は必要である。患者は今後も母乳

第5章　代表的な薬の安全性と授乳婦への対応

表　授乳婦からの相談が多いステロイド外用剤

	ランク	Strongest	
	薬剤名	クロベタゾールプロピオン酸エステル	
	代表的な商品名	デルモベート	
	妊娠・授乳サポートシステム事例登録数（2012〜2018年末）	5件	
薬剤情報	小児用薬用量設定，小児適応	なし	
	剤形	外用剤	
	分子量	466.97ダルトン	
	分配係数	6,310	
	脂溶性	脂溶性	
	蛋白結合率	記載なし	
	酸性/塩基性	判断できない	
	pKa	記載なし	
	半減期（T$_{1/2}$）	記載なし	
	M/P比	MMM 17th[*1]に収載なし	
	RID	MMM 17th[*1]に収載なし	
文献情報	添付文書（授乳に関する記載）	記載なし	
	妊娠と授乳 改訂2版（授乳に関する記載）	安全	
	LactMed（Summary）	授乳中のクロベタゾールについては研究は行われていない。クロベタゾールは乳頭部に用いるのを避けるべきである。 薬効の最も強い副腎皮質ステロイドを広範囲に使用する場合のみ母体に全身作用が発現する可能性があることから，狭い面積に副腎皮質ステロイドを局所投与することによって乳汁への移行を介して乳児にリスクをもたらすとは考えにくい。しかし，可能な限り効果の弱いものを狭い面積の皮膚に塗ることが堅実であろう。乳児の皮膚が治療されている（母体の）皮膚に直接接触しないよう確実にしておくことが特に重要である。乳児が皮膚にある薬を直接経口摂取しうる乳頭や乳輪などに薬を使用する場合には，効力の弱い副腎皮質ステロイドのみが使用されるべきである。↗	
	MMM 17thの分類	L3（Limited Data−Probably Compatible）	

＊1　MMM 17th：Medications and Mothers'Milk 17th

9　ステロイド外用剤

Very Strong	Strong	Mild
ベタメタゾン酪酸エステルプロピオン酸エステル	ベタメタゾン吉草酸エステル	プレドニゾロン吉草酸エステル酢酸エステル
アンテベート	リンデロン－V	リドメックスコーワ
19件	20件	14件
なし	なし	なし
外用剤	外用剤	外用剤
518.61 ダルトン	476.58 ダルトン	486.60 ダルトン
∞	3,070	記載なし
脂溶性	脂溶性	脂溶性（プレドニゾロンが脂溶性であることから推測）
98％以上	記載なし	記載なし
解離しない*2	判断できない	判断できない
記載なし	記載なし	記載なし
記載なし	記載なし	記載なし
MMM 17th*1 に収載なし	MMM 17th*1 に収載なし	MMM 17th*1 に収載なし
MMM 17th*1 に収載なし	MMM 17th*1 に収載なし	MMM 17th*1 に収載なし
記載なし	記載なし	記載なし
収載なし	安全	収載なし
ベタメタゾン軟膏は，授乳中の乳頭痛治療においてラノリンより優れていることはなさそうである。ベタメタゾンの乳頭部への局所投与は避けるべきである（Betamethasone, Topical における記載）。		
＼軟膏剤を胸部に塗ると乳児がなめることで高濃度の鉱物パラフィン（mineral paraffins）に曝露させることになる可能性があるため，水混和性のクリームまたはゲルのみが胸部に使用されるべきである。どのような局所副腎皮質ステロイドであっても，胸部や乳頭に薬を使用している場合，授乳前に完全にふき取るべきである。		皮膚外用剤としての記載はなし。
収載なし	収載なし	収載なし

＊2　医薬品インタビューフォームより引用。

第5章　代表的な薬の安全性と授乳婦への対応

哺育の継続を希望しているため，不必要な断乳は避けるべきである。

❷ 薬の母乳移行性

　ベタメタゾン酪酸エステルプロピオン酸エステルは，脂溶性が高く，物理化学的性質から考えると乳汁移行性は高いと推測されるが，本剤は外用剤で局所作用を期待するものであるため，全身循環への移行量も考えるべきである。アンテベート軟膏・クリーム・ローションのインタビューフォーム[3]には，健康成人男子の胸背部に，本剤の軟膏5gまたは10gを1日14時間3日間密封塗布したとき，塗布開始から7日間の累積排泄率が0.37〜0.60％とある。したがって，通常の使用方法ではほとんど全身循環には移行しないと考えられる。

　全身への移行が少ないということは，母乳に移行する絶対量も限られるため，乳児が摂取する量は少なくなると考えられる。本症例と異なる疾患のガイドラインであるが，日本皮膚科学会の「アトピー性皮膚炎診療ガイドライン2016年版」[4]にも，授乳中のステロイド外用剤について，「全身への吸収が少ないことを理論的に考え，安全と考えられる」とある。ガイドライン中にはステロイド外用剤のランクの高低によって授乳可否の判断が変わるといった記載は見当たらない。ただし，乳頭部の皮膚炎に外用した母が授乳していた乳児に高血圧の報告がある[5]ことから，乳房への外用は授乳直前を避け，授乳前の清拭などを指導することと記載されている。本患者においても，頭皮に塗った薬液を乳児が触った後に口に含まないように注意するよう伝えておくことで，より安全に薬を使用できるであろう。

　以上より，Tさんに処方された薬が児に害を与える可能性は低く，母親が外用することで体調を整えて育児を行っていくことの有益性がリスクを上回ると考えられる。

　愛知県薬剤師会の妊娠・授乳サポート薬剤師が応需した相談事例のうち，授乳婦からの相談が多かったステロイド外用剤をランクごとに表に示す。いずれの薬においても全身循環への移行量は限られており，母乳中への移行量も問題となる量とは考えにくい。また，LactMedでは，ステロイド外用剤の

9　ステロイド外用剤

なかで比較的ランクが高いものについては，乳頭部に塗る場合はよりランクの低いものを使用することが勧められている[6]。しかし，基本的な対応は共通していると考えて差し支えないであろう。

•━━━━• 今回のケースでのアドバイス例 •━━━━•

　今回出ているお薬は，ステロイド外用剤のランクとしては確かに高いほうです。しかしながら，この薬は塗った場所で作用しますので，お母さんの血液中に薬の成分が入ることは，飲み薬に比べてはるかに少ないのです。血液中に薬がなければ，母乳に薬が入って赤ちゃんに影響することはありません。念のため注意していただきたいのは，頭に塗ったローションを赤ちゃんが触って，その後，触った手を口に含まないように注意してあげてください。

┤ 参考文献 ├

1）横関博雄：接触皮膚炎の改訂診療ガイドラインの展望. Pharma Medica, 36（4）：25–30, 2018
2）厚生労働省：重篤副作用疾患別対応マニュアル 薬剤による接触皮膚炎. 2010（https://www.pmda.go.jp/files/000145107.pdf）
3）アンテベート軟膏0.05%，アンテベートクリーム0.05%，アンテベートローション0.05%インタビューフォーム（第5版, 2015年6月改訂）
4）日本皮膚科学会アトピー性皮膚炎診療ガイドライン作成委員会：CQ22. 妊娠中, 授乳中のステロイド外用薬は安全か. アトピー性皮膚炎診療ガイドライン2016年版, 日皮会誌, 126：154–155, 2016
5）De Stefano P, et al：Factitious hypertension with mineralocorticoid excess in an infant. Helv Paediatr Acta, 38（2）：185–189, 1983
6）National Library of Medicine LactMed–Clobetasol〔https://toxnet.nlm.nih.gov/cgi-bin/sis/search2/f?./temp/~vU7Bdr:1（2018年11月14日閲覧）〕

（酒井 隆全）

第2部
授乳と薬

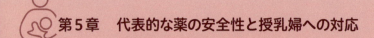

第5章 代表的な薬の安全性と授乳婦への対応

10 飲酒・喫煙

今回のケース

Uさんの訴え
妊娠中はお酒もタバコもやめていましたが，主人が気にせずにお酒を飲んだりタバコを吸ったりしているのを見ていたら…。育児のストレスもあって，我慢できなくなってきました。妊娠中だけじゃなくって授乳中もお酒やタバコはダメなんですか？ 子どもは3カ月で，今のところ完全母乳で育てていますが，我慢しなくちゃいけないくらいなら母乳をやめようかな…。

飲酒と授乳

　エタノールは分子量が小さく，速やかに母乳中に移行し，母乳中のエタノール濃度は血中のエタノール濃度とほぼ等しいとされている[1]。Haastrupらのシミュレーションでは，純アルコール48g（5%のビール180mLで7gに相当）を摂取した母親が授乳をした際，乳児の血中濃度は0.049g/L（欧州諸国における自動車運転の法的基準の1/10程度）になると計算している[2]。また，エタノールは母体において比較的迅速に代謝されるため，授乳のタイミングを調節することで乳児への曝露量を減らすことが可能である。米国小児科学会は，母乳を介した乳児へのアルコール曝露を最小化するために，アルコール摂取後2時間以上あけてから授乳するべきとしている[3]。

　アルコールの乳児に対する影響としては，大量にアルコール摂取をした母親が8日齢の子どもに授乳した際に，目を覚まさないような深い睡眠，いびき，無痛状態，吸啜できない，発汗過多，脈拍微弱といった症状が認められている[4]。このほか，乳汁分泌への影響としては，産後2～8日の母親を対象とした研究において，アルコールの静脈内急速投与により，乳児吸啜後のオ

キシトシン介在性の射乳反射が減少することが報告されている[5]。ただし，Wilsonらの前向きコホート研究ではアルコール消費と授乳期間の間に関連性は認められておらず[6]，長期的には影響を及ぼさないとする報告もある。

以上で述べたような情報を総括し，LactMed[7]には，時々の飲酒(例：1日1杯のワインやビール)では短期的にも長期的にも乳児に影響をもたらす可能性は低いが，1日2杯以上の日常的な大量飲酒は乳児に悪影響を与え，授乳期間を短縮する可能性がある旨が記載されている。したがって，本事例における対応としては，育児によるストレスにより時々飲酒をするのであれば可能ではあるものの，飲酒量を少なくするよう指導することが必要となる。

松村らが2007年に行った，京都市における4カ月児健診予定者の母親を対象としたアンケート調査によると，産後4カ月時点の飲酒率は22.1％であり，授乳中の対象者に限定しても飲酒率は19.5％であったと報告されている[8]。このように，授乳中であっても飲酒する母親は少なくないため，本事例のような質問があった際には適切に情報提供できるようにしておきたい。

喫煙と授乳

❶ 喫煙による授乳への影響

タバコの煙には種々の化学物質が含まれており，喫煙時には4,000種類以上の化学物質，約200種類の有害物質，40〜60種類の発がん性物質が発生するとされている[9]。これまで行われた研究により，母親の喫煙は児の呼吸器アレルギー[10]や乳幼児突然死症候群(sudden infant death syndrome：SIDS)[11]の発症率増加，乳汁分泌量の低下や児の発育不良との関連[12, 13]が認められている。そのため，米国小児科学会[3]では母親の喫煙を絶対禁忌とはしないものの，中止することを強く推奨している。そして，受動喫煙(二次喫煙)による悪影響を最小化するために児の前では喫煙すべきではないとしている。さらに，近年では三次喫煙の概念が提唱されており，タバコの火を消した後でも壁紙や衣類に付着した残留物やその反応生成物が放出されることによる影響も注目されている[14]。妊娠・授乳中の三次喫煙による乳児への影

第5章　代表的な薬の安全性と授乳婦への対応

響は明確ではないものの，そうした曝露があることは知っておきたい。

　以上のように授乳中の喫煙によるリスクを示唆する情報は多く存在している。一方で，母乳哺育にはさまざまな有益性があり〔詳細は第4章の1「母乳分泌の仕組みと母乳育児のメリット」(p.132～)参照〕，喫煙を理由に安易に母乳哺育を中止すべきではない。児の受動喫煙による中耳炎や呼吸器感染症のリスク上昇について，喫煙している母親による母乳哺育群は，喫煙している母親による人工乳哺育群よりリスク上昇が少なかったという報告がある[15]。そのため，禁煙できなくても母乳哺育は続けることが推奨されている[16]。

　したがって，本事例における対応としては，喫煙を我慢できなくても母乳哺育を続けることは可能であることを伝える。そして，子どもへの影響を減らすために，夫婦ともに，子どもの前での喫煙や子どもが過ごす部屋での喫煙を避けるよう指導する。

　先述の2007年の京都市における調査においては，喫煙についても調査されており，産後4カ月時点の喫煙率は9.0%，平均喫煙本数は13.7本と報告されている[8]。飲酒と同様に，授乳中の喫煙についても決して珍しいものではないことがわかる。

●───今回のケースでのアドバイス例───●

　アルコールは血液中と母乳中の濃度が同じくらいだとされていて，大量の飲酒は赤ちゃんに悪影響を及ぼす可能性があります。ただ，ビール1杯程度の時々の飲酒で，飲酒後2時間程度待ってアルコールがある程度分解された後に授乳するのであれば，子どもに影響しないと考えられています。

　母乳哺育中の喫煙に関しては，母乳分泌や赤ちゃんの発育に影響するといわれています。一方で，母乳にはさまざまなメリットがあって，断乳することによるデメリットが喫煙の害を上回るというデータもあります。たとえ禁煙できなかったとしても母乳哺育は継続していただけます。また，赤ちゃんの受動喫煙をなくすため，ご夫婦ともに赤ちゃんの前や赤ちゃんの過ごす部屋での喫煙は避けましょう。

右上: 10　飲酒・喫煙

❷ 禁煙補助薬

　タバコにも含まれるニコチンのmilk/plasma (M/P) 比は，2.9と母乳中に
よく移行する[1]。禁煙補助薬としてニコチンパッチ製剤があるが，海外にお
いて，平均17本/日の喫煙をしている授乳婦におけるニコチンパッチ使用時
の母乳中のニコチンおよびコチニン濃度が調査されている。ニコチンパッチ
21mg/日貼付時では喫煙中と母乳中濃度に有意差は認めなかったが，14mg/日
と7mg/日では有意な母乳中濃度の低下が認められている[17]。ニコチン置換
療法によってタバコに含まれるニコチン以外の化学物質の曝露を避けること
が可能であるため，授乳中のニコチン置換療法を推奨する意見がある。一方
で，動物実験の結果に基づきSIDSのリスク増加や正常な肺発達の阻害に関す
る懸念から禁煙補助薬として授乳中にニコチン製剤を使用することに反対す
る意見もあり，専門家の中でも意見が分かれているが，この議論を結論付け
る研究成果は今のところ得られていない[18]。

　その他の禁煙補助薬として日本ではバレニクリン塩酸塩があるが，ニコチ
ン受容体の部分作動薬であるため，ニコチンと同様の作用を発揮する可能性
があることから授乳中に服用することを推奨しないとする専門家の意見があ
る[19]。LactMedでは，もし授乳中にバレニクリンを服用するのであれば，け
いれんや激しい嘔吐に注意すべきとしている[20]。

縦書き右: 第2部　授乳と薬

参考文献

1) Hale TW：Hale's Medications & Mothers' Milk 2019. Springer Publishing Company,
2018
2) Haastrup MB, et al：Alcohol and breastfeeding. Basic Clin Pharmacol Toxicol, 114
(2)：168–173, 2014
3) Section on Breastfeeding：Breastfeeding and the use of human milk. Pediatrics, 129
(3)：e827–e841, 2012
4) Bisdom W：Alcohol and nicotine poisoning in nurslings. JAMA, 109：178, 1937
5) Cobo E, et al：Milk–ejecting and antidiuretic activities under neurohypophyseal
inhibition with alcohol and water overload. Am J Obstet Gynecol, 105 (6)：877–887,
1969
6) Wilson J, et al：Alcohol consumption by breastfeeding mothers：Frequency,
correlates and infant outcomes. Drug Alcohol Rev, 36 (5)：667–676, 2017
7) National Library of Medicine：LactMed–Alcohol〔https://toxnet.nlm.nih.gov/cgi–

231

bin/sis/search2/f?./temp/~GaRYiv:1（2018年12月5日閲覧）〕

8）松村貴代, 他：京都市における妊婦の喫煙・飲酒の状況について. 日本公衆衛生雑誌, 56 (9)：655-661, 2009

9）加濃正人：タバコ煙の構成. 治療, 87 (6)：1871-1875, 2005

10）Guedes HT, et al：Exposure to maternal smoking in the first year of life interferes in breast-feeding protective effect against the onset of respiratory allergy from birth to 5 yr. Pediatr Allergy Immunol, 20 (1)：30-34, 2009

11）Liebrechts-Akkerman G, et al：Postnatal parental smoking：an important risk factor for SIDS. Eur J Pediatr, 170 (10)：1281-1291, 2011

12）Vio F, et al：Smoking during pregnancy and lactation and its effects on breast-milk volume. Am J Clin Nutr, 54 (6)：1011-1016, 1991

13）Hopkinson JM, et al：Milk production by mothers of premature infants：influence of cigarette smoking. Pediatrics, 90 (6)：934-938, 1992

14）中村靖：産科編 妊娠初期 夫の喫煙が心配です. 周産期医学, 39（増刊）：47-49, 2009

15）Yilmaz G, et al：Effect of passive smoking on growth and infection rates of breast-fed and non-breast-fed infants. Pediatr Int, 51 (3)：352-358, 2009

16）愛知県薬剤師会 妊婦・授乳婦医薬品適正使用推進研究班：妊娠・授乳と薬 対応基本手引き（2012年12月改訂, 改訂第2版）〔http://www.apha.jp/archives/002/ninpu/tebiki. pdf（2018年12月5日閲覧）〕

17）Ilett KF, et al：Use of nicotine patches in breast-feeding mothers：transfer of nicotine and cotinine into human milk. Clin Pharmacol Ther, 74 (6)：516-524, 2003

18）National Library of Medicine：LactMed—Nicotine〔https://toxnet.nlm.nih.gov/cgi-bin/sis/search2/f?./temp/~yOTMhS:3（2018年12月5日閲覧）〕

19）Maritz GS：Are nicotine replacement therapy, varenicline or bupropion options for pregnant mothers to quit smoking? Effects on the respiratory system of the offspring. Ther Adv Respir Dis, 3 (4)：193-210, 2009

20）National Library of Medicine LactMed—Varenicline〔https://toxnet.nlm.nih.gov/cgi-bin/sis/search2（2018年12月5日閲覧）〕

（酒井 隆全）

第6章

授乳と薬の相談Q&A

Contents

- Q 解熱鎮痛薬 ———————— 235
- Q 局所麻酔薬 ———————— 236
- Q 風邪薬 ————————————— 236
- Q 予防接種（麻疹・風疹）———— 238
- Q 予防接種（インフルエンザ）——— 238
- Q 抗ウイルス薬（インフルエンザ）—— 239
- Q 抗アレルギー薬（花粉症の薬）—— 240
- Q 抗アレルギー薬（皮膚炎の薬）—— 241
- Q 睡眠薬・抗不安薬 —————— 242
- Q 抗菌薬 ————————————— 242
- Q 胃腸薬・止瀉薬 ——————— 243
- Q 便秘薬 ————————————— 245
- Q 子宮収縮薬 ———————— 245
- Q 肝機能改善薬 ———————— 246
- Q 消化管造影剤 ———————— 246
- Q 外用剤 ————————————— 246
- Q 喫煙 —————————————— 247
- Q 飲酒 —————————————— 248

相談に応える際のポイント

　まず，母親に対して共感の言葉をかけ，何に困っているのか，何を知りたいのかを明らかにする。

　いきなり回答を言うのではなく，母親自身が判断するための材料になる情報を提供する。一般にわかりにくい言葉（例えば「血中濃度」）を避ける。また，断言を避け，「最近の研究によれば，〜であることがわかっています」「医学的には〜の可能性は非常に低いとされています」などの表現を使うとよい。母親の不安を解消し，じっくり相談に応じる姿勢が大切である。

　なお，授乳に対する相談では，授乳を中断する場合のデメリット，起こり得る事態（乳房が張って困ったり，母乳分泌が低下してしまったりする可能性），母乳は簡単に止めたり出したりできないものであることを踏まえてじっくり相談に応じる。情報の根拠については，必ず本文の該当部分を参照のこと。

解熱鎮痛薬

授乳 解熱鎮痛薬

Q 風邪を引いたのでバファリンを飲みたいのですが，どれくらい空ければ授乳できますか？（5カ月児）

＊市販のバファリンと病院で処方されるバファリンは内容が違います。病院で処方されるバファリンの成分はアスピリンです。市販のバファリンにはいろいろな種類があり，その成分もアスピリンおよびその他の成分を含むものと，アスピリンを含まないものがあります。ノーシンやイブにも何種類かあり，成分もさまざまです。ここでは薬の商品名ではなく，成分の一般名で答えます。

A 授乳しているからと痛みを我慢したり，薬を飲んだからと授乳を控えたりするのは，どちらも大変つらいことですね。授乳中に安全に使うことができる解熱鎮痛薬は数種類ありますが，イブプロフェン（ブルフェン）は痛みや腫れを抑える効果が強く，母乳中にはわずかにしか出ないので，いちばんお勧めだとされています。

また，鎮痛効果の強いジクロフェナクナトリウム（ボルタレン）は，血液の中の蛋白質との結びつきが強く，薬の性質として母乳の中に非常に出にくいので，痛みが激しいときに使うことができます。

アスピリン（バファリン330mg）やメフェナム酸（ポンタール）も，たまに使う程度でしたら，実際に赤ちゃんに影響が出る可能性は非常に低いといえます。アスピリンについての文献によれば，血液中の薬の濃度が最大に達するのは薬を飲んでから1〜2時間後，半分の濃度に減るのが2.5〜7時間後とされていますので，服用後3〜4時間あければ，より薬の影響が少なくなります。

血液中のアスピリンの濃度は非常に低く，血液の中にある蛋白質と結びついていて，母乳の中へ出る量は非常に少ないことがわかっています。

お母さんが痛みをまた感じるような時間になれば，お母さんの血液の中のその薬の量は減ってきているということです。母乳の中に薬が溜まるということはありませんので，血液の中の薬の量が減ってきたら，母乳の中の薬の量もさらに少なくなっていると考えていいでしょう。

第6章　授乳と薬の相談Q&A

授乳　局所麻酔薬

Q 歯科治療で麻酔を使っても大丈夫でしょうか？
（5カ月児）

A 歯科治療のための局所麻酔薬は血液の中には入りませんから母乳の中にも出ず，授乳には差し支えありません。また，効いている時間も短いので，授乳を控える必要はありません。

授乳　風邪薬

Q 風邪，咳と吐き気で風邪薬を処方してもらいましたが，授乳しないようにと言われました。以前，風邪で別の病院で薬をもらったときは授乳してもよいと言われました。授乳してもよいのでしょうか？（5カ月児）

A 風邪薬を飲んだとき，母乳を飲ませてもいいかどうかご心配なのですね。病院によっては，授乳をやめるように言われることもあるし，続けても大丈夫と言われることもあるし，どうしていいか迷ってしまうことがありますね。

赤ちゃん自身が風邪にかかったときに小児科で処方される薬の量に比べて，母乳に出る薬の量は非常に少なく，赤ちゃんに影響が出る可能性は非常に低いと考えられます。また，実際に，赤ちゃんに困った副作用が出たという報告もほとんどありません。月齢の大きい赤ちゃんは，食事に占める母乳の割合があまり大きくありませんので，より影響が少ないと考えられます。

ただし，お母さん自身が非常に強く眠気を感じるような薬は避けたほうがよいでしょう。風邪はウイルスが原因ですので，細菌に対する抗菌薬は効きませんし，早く治すこともできません。薬を飲ま

局所麻酔薬／風邪薬

なくても治る病気は多く，必ずしも風邪に薬が必要というわけではありません。熱や咳など困っている症状に合わせて，子どもにも使われるような薬を選んで，医療機関で処方してもらったほうが安心でしょう。

　風邪をひいているお母さんの母乳には，その風邪のウイルスに対する免疫がたくさん含まれており，赤ちゃんが風邪にかかるのを予防したり，かかっても軽くしたりする働きがあります。母乳から風邪がうつることはありませんし，人工乳に代えてしまえば，赤ちゃんは母乳からの免疫を得られなくなります。

　また，急に授乳をやめてしまうと，お母さんが乳腺炎などの乳房トラブルを起こしやすくなります。一時的にせよ授乳をやめると，母乳の出が悪くなることもあります。苦になる症状に対してどんな薬が必要か，また，より安全かを主治医と相談してみましょう。

授乳　風邪薬

風邪で内科から内服薬を処方され，授乳はOKだが心配なら搾乳して捨てるようにと言われました。乳腺炎の経験があります。（3カ月児）

　薬を飲んだ後，搾乳してから飲ませても，そのまま飲ませても，母乳の中の薬の量はあまり変わりません。どちらも微量ですので赤ちゃんには影響がありませんから，そのまま飲ませてかまいません。

第6章　授乳と薬の相談Q&A

予防接種（麻疹・風疹）

Q　麻疹・風疹の予防接種を受けたのですが，授乳してよいでしょうか？
接種後いつからならよいですか？（6カ月児）

A　麻疹・風疹ワクチンは生ワクチンなので，予防接種を受けた場合に授乳を続けることができるのか，また再開するのはいつごろがいいのか知りたいと思っていらっしゃるのですね。

　麻疹・風疹を含めすべての予防接種は授乳中に接種できますし，授乳を一時的にせよやめる必要はありません。接種後すぐに授乳してかまいません。

　生ワクチンは妊娠中には接種することができませんので，お母さんが麻疹や風疹にかかったかどうか，はっきりしないときは，出産後すぐに（できれば産婦人科入院中に，それが難しい場合は産後1カ月以内に）ワクチンを接種するようにしましょう。出産後は現在日本で行われているすべてのワクチンを接種することができます。おたふくかぜや水痘（水ぼうそう）なども，かかったかどうかはっきりしない場合は，ワクチンを接種しましょう。

予防接種（インフルエンザ）

Q　インフルエンザの予防接種をしましたが，子どもへの影響が心配です。（2カ月児）

A　授乳中にワクチンを接種したけれど，赤ちゃんに何か影響があるかどうか気になっていらっしゃるのですね。

　インフルエンザワクチンは不活化ワクチンであり，生きたウイルスは含まれていないので，母乳中にウイルスが出ることはなく，授

乳中の赤ちゃんに影響があるとは考えられません。インフルエンザワクチンに限らず，どんなワクチンでも授乳中に接種することができます。妊娠中・授乳中のインフルエンザワクチンにより，お母さんからの免疫が胎盤や母乳を経由して赤ちゃんに移行し，赤ちゃんのインフルエンザを軽くする効果があることがわかってきています。

授乳 抗ウイルス薬（インフルエンザ）

インフルエンザにかかり，薬（リレンザ，タミフル）が処方されたので使ってしまいました。
母乳を飲ませてもよいでしょうか？（7カ月児）

　お母さんがインフルエンザにかかると，赤ちゃんの世話もままならず大変ですね。インフルエンザは薬を使わなくても自然に治りますが，高熱などの症状がつらいときは，解熱鎮痛薬（授乳中はアセトアミノフェンが勧められています）を使って症状を和らげることができます。

　オセルタミビルリン酸塩（タミフル）やザナミビル水和物（リレンザ）は，熱の出る期間を短縮することができます。オセルタミビルリン酸塩は母乳の中に出る量が非常に少なく，母乳を通して赤ちゃんに影響が出る可能性はほとんどありません。また，ザナミビル水和物は吸入で使われ，お母さんの血液の中へはほとんど入らないとされているので，母乳へもほとんど出ません。

　最近新しく承認されたペラミビル水和物（ラピアクタ），ラニナミビルオクタン酸エステル水和物（イナビル）は子どもにも使われることがありますし，吸入や注射で使う薬なので，母乳の中には出ないか，出たとしても赤ちゃんの胃や腸から吸収されにくい薬ですので，心配ないと考えられます。

　インフルエンザウイルスは母乳へは出ませんので，母乳からイン

第6章 授乳と薬の相談Q&A

フルエンザが赤ちゃんにうつることはありません。お母さんだけでなく、家族がインフルエンザにかかったら赤ちゃんにうつる可能性があるのは、母乳栄養でも人工栄養でも同じことです。母乳には免疫がたくさん入っていますから、赤ちゃんがかかったとしても症状を軽くするといわれています。お母さんが授乳できないほど重症でなければ、母乳をあげることができます。

授乳　抗アレルギー薬（花粉症の薬）

Q アレルギー性鼻炎で症状が出たときだけ薬を飲んでいますが、母乳を与えてもよいでしょうか？（2カ月児）

A 　花粉症の季節は本当につらいですね。アレルギーのあるお子さんには、赤ちゃんでも抗アレルギー薬を使って治療するのが一般的ですから、主治医に頼んで、乳児にも使う薬を出してもらうといいかもしれません。ただし、お母さんが強い眠気を催す薬は避けたほうがいいでしょう。

　抗アレルギー薬は母乳に出にくい薬が多く、母乳を通して赤ちゃんの体内に入る薬はわずかであり、赤ちゃんに影響が出ることはまずありません。そのなかでも、フェキソフェナジン塩酸塩（アレグラ）、ロラタジン（クラリチン）は母乳へ出にくく、眠気も少なくて、授乳中の人には向いています。

　鼻炎でしたら、ステロイド点鼻剤が副作用も少なく、お母さんの血液にもほとんど入りませんので、安全に使うことができます。

抗アレルギー薬（花粉症の薬） 〔授乳〕

Q 花粉症で予防的治療（皮内注射）をしたら，乳児への移行はどうなのでしょうか？（10カ月児）

A 花粉症予防の皮内注射には数種類ありますが，特異的減感作療法にしても，人免疫グロブリン・ヒスタミン二塩酸塩（ヒスタグロビン）にしても，分子量が大きく母乳中へ出るとは考えられません。したがって，母乳を通しての赤ちゃんへの影響については心配いりません。

抗アレルギー薬（皮膚炎の薬） 〔授乳〕

Q アトピーの症状が悪化しました。
薬を飲んで断乳するほうがいいのか，薬を飲まないほうがいいのか，どちらがよいのでしょうか？（4カ月児）

A アトピーの治療は塗り薬が中心になるでしょう。ステロイド外用剤は，皮膚から吸収されて血液の中に入るとしてもごくわずかで，それが母乳の中へ出るほどの量になることはまずありません。
　お母さんが日常生活をスムーズに送れることが育児のためにも必要でしょうから，主治医と相談して適切に塗り薬を使って症状をコントロールしましょう。かゆみが強い場合は，強い眠気を催さないような抗アレルギー薬の飲み薬を処方してもらうとよいでしょう。

第6章　授乳と薬の相談Q&A

睡眠薬・抗不安薬

デパスを飲んだら，次の授乳まで
どれくらい空ければよいのでしょうか？（10カ月児）

　眠れないので，エチゾラム（デパス）を飲んだら眠れるようになるかしらとお考えなのですね。それで，服用後はどのくらい時間をあけたら，赤ちゃんへの影響を気にしないで授乳できるか知りたいと思っていらっしゃるのですね。

　この薬の添付文書によれば，エチゾラムは血液中の蛋白質へ結合する割合が高く（蛋白結合率93％），母乳中へは出にくい薬です。

　2mgの錠剤を1錠飲んだ場合，血液中の薬の濃度が最大に達するのが，服用後約3.3時間（Tmax＝3.3±0.3），半分に減るのが約6.3時間（$T_{1/2}$＝6.3±0.8）です。血液中の薬の濃度は，最大になったときでもとても低く（Cmax＝25±1.5ng/mL），母乳に出る量はそれよりはるかに少ないので，実際には赤ちゃんへの影響はほとんどないと考えられます。

　実際にデパスを飲んだお母さんの母乳の中の濃度を測定してみたところ，検出されなかったという研究もあります。

抗菌薬

乳腺炎の薬をもらいました。母乳を与えているのですが，
飲んで大丈夫でしょうか？（1カ月児）

　抗菌薬を飲んだ場合に授乳していいのか，また，薬を飲んでどれくらい時間を空けてから授乳をしたほうがいいのか，疑問に思っておられるのですね。

　抗菌薬は細菌に対する薬で，ウイルスには無効ですので，風邪の

ようにウイルスによって起こる病気には飲む必要がありません。熱や痛みに対しては，解熱鎮痛薬で症状を和らげることができます。

母乳に出にくく，痛みや腫れを抑える働きのあるイブプロフェン（ブルフェン）は，乳腺炎のときに効果的だとされています。乳腺炎は，母乳をためておくと症状がなかなかよくなりませんので，赤ちゃんにしっかり飲んでもらうようにしたほうが早く治ります。

細菌感染症を起こした赤ちゃんにも抗菌薬を処方することがあります。赤ちゃんの治療のために処方される量に比べて，母乳の中に出る量はごくわずかですので，お母さんが抗菌薬を飲んでいたとしても，母乳の中の薬で赤ちゃんに影響が出るとはほとんど考えられません。

授乳　胃腸薬・止瀉薬

胃が痛いので市販薬を飲んでよいでしょうか？
インターネットで見たら
授乳中は飲まないほうがよいと出ていました。（4カ月児）

下痢や腹痛の薬を飲んだとき，授乳はどうしたらいいのか知りたいと思っておられるのですね。

こういった症状の場合，市販の薬を使うことも多いですね。市販薬にはさまざまな成分が含まれていますが，いずれも含まれている量がわずかであったり，胃や腸の内側の粘膜のその場所で効果を示すけれど，吸収されにくく血液の中に入りにくい薬であったりします。その薬が血液の中に入りにくいということは，母乳の中にはさらにわずかしか出ないということでもあります。薬の名前を教えていただけるともう少し詳しいお話ができます。

第6章 授乳と薬の相談Q&A

授乳　胃腸薬・止瀉薬

Q 下痢をしましたが，ビオフェルミンを内服してもよいでしょうか？（1カ月児）

A ビオフェルミン錠剤の成分はビフィズス菌で，赤ちゃんにもよく処方されます。ビフィズス菌は血液のなかにも入らず，母乳にも出ませんので，授乳にはまったく差し支えありません。

授乳　胃腸薬・止瀉薬

Q 正露丸・百草丸を1回内服しましたが，問題ないでしょうか？（4カ月児）

A 正露丸や百草丸は，成分に関するデータがなく，評価が難しいのですが，昔から使われてきた薬であり，1回内服したくらいではまず問題はないといえるでしょう。

漢方薬はその成分が一定でなかったり，身体の中にどの成分がどのくらい吸収されるかというデータが揃っていなかったりするものが多いので，判断の難しい薬といえます。漢方薬だから授乳中にも安全であるという根拠はありません。

ウイルス性胃腸炎のように薬を使わなくても治るものも多いので，市販薬を飲む前に薬剤師に相談されることをお勧めします。

便秘薬

便秘でラキソベロンを4,5滴使っていますが,児の便の回数が多く,量も多いのは,薬の影響でしょうか？(4カ月児)

＊ラキソベロン：ピコスルファートナトリウム

お母さんの飲んだ下剤が母乳を通して赤ちゃんに影響するのではないかと心配しておられるのですね。

ほとんどの下剤は,大腸の内側の粘膜のその場所で作用し,血液の中に吸収されるとしてもその量はわずかです。ですから母乳の中に下剤が出ることはほとんどないといってよく,授乳にも差し支えありません。

赤ちゃんの下痢がお母さんの飲んでいる下剤の影響である可能性はほとんどないと考えられます。

子宮収縮薬

子宮収縮薬を1週間服用しました。医師・薬剤師とも母乳は大丈夫と言いましたが,心配になりました。神経質過ぎるのでしょうか？(1カ月児)

医師・薬剤師に授乳していいと言われたけれど,子宮収縮薬の影響が赤ちゃんに本当にないのかどうか心配しておられるのですね。

子宮収縮薬,例えば,メチルエルゴメトリンなどは,母乳に出る量はごくわずかで,1週間程度の内服であれば,明らかな問題は起こりにくいと考えられます。

頻繁に授乳することは,オキシトシンというホルモンの働きで子宮を収縮させることを促すことにもなりますので,お母さんの産後の回復のためにも授乳をすることは役に立ちます。

授乳 肝機能改善薬

胆石症でウルソ顆粒を処方されました。
母乳を飲ませてもよいでしょうか？（4カ月児）

　ウルソデオキシコール酸（ウルソ）は消化管から吸収されたあと，ほとんどが肝臓に取り込まれて，胆汁中に排泄されます。
　したがって，ウルソデオキシコール酸が血液の中に出る量は非常にわずかで，母乳の中にもほとんど出ないと考えられますので，母乳を飲ませても問題ないと考えられます。

授乳 消化管造影剤

胃がん検診でバリウムを飲むのですが，
母乳に影響はないのでしょうか？（8カ月児）

　バリウムは，胃から吸収されることはなく，血液にも母乳にもまったく出ません。したがって今まで通り授乳を続けてかまいません。

授乳 外用剤

緑内障で目薬を使っていますが，
授乳してよいのでしょうか？（4カ月児）

　目薬などの外用剤を使用した場合も，授乳して大丈夫なのか気にしていらっしゃるのですね。
　目薬や貼り薬，軟膏などその場所でしか効果のない薬は，血液の中にほとんど入りませんので，母乳の中に出ることもほぼありません。母

乳は血液から作られますので，血液の中に入らない薬は母乳にも出ないのです。したがって，湿布剤，軟膏，点眼剤，点鼻剤など，その場所だけで効果を示す薬は，どれも授乳には差し支えないと考えられます。

授乳 喫煙

ストレスで1日1～3本タバコを吸っています。
子どもへの影響が心配です。（5カ月児）

　タバコはやめたほうがいいとわかっていても，吸ってしまうのはストレスのせいだと思っていらっしゃるのですね。

　実はタバコそのものにイライラを起こす作用があり，タバコをやめることができれば気分もよくなる方が多いのです。これを機会に禁煙してみてはいかがでしょう。最近は内科などで禁煙指導をしてくれるところも増え，相談に乗ってくれると思います。インターネット禁煙マラソンのように，禁煙を支援してくれる組織もありますので，調べてみてください。

　お子さんへの影響を気にしながらも，今まで授乳を続けてこられたのは素晴らしいことです。母乳の中には人工乳には含まれていない免疫や生きた成分などがたくさん入っているので，たとえお母さんがタバコを吸っていても，母乳をあげることのメリットのほうが大きいといわれています。母乳の中にはニコチンなどタバコの中の有害成分がわずかではありますが出ます。

　しかし，母乳を飲ませても，飲ませなくても，お母さんが喫煙しているとお子さんは受動喫煙をしてしまいます。受動喫煙による害のほうが，母乳中のニコチンなどによる害よりもはるかに大きいのです（母乳からのニコチンより100倍多いというデータがあります）。

　ですから今までどおり授乳していただいていいのですが，やはり

できれば禁煙しましょう。たとえすぐに禁煙できなくても，受動喫煙を避けつつ，授乳は今までどおり続けましょう。

授乳　飲酒

眠れないストレスで夕食に缶ビールを1～2本飲んでしまいます。大丈夫でしょうか？（5カ月児）

お酒を飲んだ後の授乳について，心配していらっしゃるのですね。
　アルコールは胃からの吸収がよく，すぐに血液から母乳にも入ります。しかし，肝臓で処理される速度も速く，すぐに血液からなくなってしまいます。お母さんが「酔いが醒めた」と感じたら，血液の中のアルコールも減ってきたということですので，授乳をしてかまいません。

　厚生労働省の「健康日本21」によると，「節度あるアルコール摂取量」は1日20gすなわちビール500mLとなっています。女性の場合はそれより少なめとされていますので，缶ビール1本（350mL・アルコールは5％として）に含まれるエタノールの量（17.5g）なら女性の1日のアルコール摂取量としては問題ないと思われます。

　けれども「ビールを飲まずにいられない」というほどのストレスを感じていることが心配です。アルコールの摂取量がこれ以上に増えないように，ストレスを減らすにはどうすればいいか，信頼できる人に相談してみてください。

索 引

英数字

All or None の法則 ・・・・・・・・・・・・・・・・・6
DART ・・・・・・・・・・・・・・・・・・・・ 17
d‐クロルフェニラミンマレイン酸塩
・・・・・・・・・・・・・・・・・・・・・57, 181, 183
FDA 分類 ・・・・・・・・・・・・・・・・・・・・・ 18
MotherToBaby ・・・・・・・・・・・・・・・・・ 17
M/P 比 ・・・・・・・・・・・・・・・・・・・・・ 141
NaSSA ・・・・・・・・・・・・・・・・・・・・・ 84
NSAIDs ・・・・・・・・・・・・・・・・・・・・・ 32
pKa ・・・・・・・・・・・・・・・・・・・・・・・・・ 142
SNRI ・・・・・・・・・・・・・・・・・・・・・・・ 84
SSRI ・・・・・・・・・・・・・・・・・・・・・・・ 84
Tdap ・・・・・・・・・・・・・・・・・・・・・・ 113

あ

アシクロビル（妊婦）・・・・・・・・・・・46, 47
アシクロビル（授乳婦）・・・・・・ 173, 174
アスピリン（妊婦）・・・・・・・・・・・・・・ 120
アスピリン（授乳婦）・・・・・・・・・・・・ 235
アセトアミノフェン（妊婦）・・・29, 46, 119
アセトアミノフェン（授乳婦）
・・・・・・・・・・・・・・・・・・ 136, 157, 158
アトピー性皮膚炎 ・・・・・・・・・・・・・59, 99
アルコール（妊婦）・・・・・・・・・・ 104, 126
アルコール（授乳婦）・・・・・・・・・・・・ 248
アレルギー性鼻炎 ・・・・・・・・・・・・・・ 58

い

イソジン ・・・・・・・・・・・・・・・・・・・・ 122
イブプロフェン（妊婦）・・・・・ 30, 31, 120
イブプロフェン（授乳婦）
・・・・・・・・・・・・・・・ 157, 158, 235, 243
飲酒（妊婦）・・・・・・・・・・・・・・・ 104, 228
飲酒（授乳婦）・・・・・・・・・・・・・・・・・ 228
インフルエンザ ・・・・・・・・・・・・・・・42, 43
インフルエンザワクチン（妊婦）
・・・・・・・・・・・・・・・48, 109, 111, 123

インフルエンザワクチン（授乳婦）
・・・・・・・・・・・・・・・・・・・・ 114, 238

う

うつ ・・・・・・・・・・・・・・・・・・・・・・・・・ 82
ウルソデオキシコール酸（授乳婦）
・・・・・・・・・・・・・・・・・・・・・・・・ 246

え

エスシタロプラムシュウ酸塩（妊婦）・・・87
エスシタロプラムシュウ酸塩（授乳婦）
・・・・・・・・・・・・・・・・・・・・・・・・ 213
エタノール（妊婦）・・・・・・・・・・・・・ 104
エタノール（授乳婦）・・・・・・・ 228, 248
エチゾラム（妊婦）・・・・・・・・・ 92, 93, 96
エチゾラム（授乳婦）・・・ 218, 219, 242
エビデンスレベル ・・・・・・・・・・・・・・ 20

お

オーストラリア分類 ・・・・・・・・・・・・・ 19
オセルタミビルリン酸塩（妊婦）
・・・・・・・・・・・・・・・・・・・43, 44, 123
オセルタミビルリン酸塩（授乳婦）
・・・・・・・・・・・・・・・・ 173, 175, 239
オロパタジン塩酸塩（妊婦）・・・・・51, 58
オロパタジン塩酸塩（授乳婦）
・・・・・・・・・・・・・・・・・・・・ 184, 185

か

カフェイン（妊婦）・・・・・・・・・・・・・・ 126
花粉症（妊婦）・・・・・・・・・・・・・・・・・ 50
花粉症（授乳婦）・・・・・・・・・・・・・・・ 178
カルボシステイン（妊婦）・・・・・・・・・・ 39
カルボシステイン（授乳婦）・・・・・ 163, 166

き

気管支炎（授乳婦）・・・・・・・・・・・・・・ 161
喫煙（妊婦）・・・・・・・・・・・・・・・ 104, 128

喫煙（授乳婦） ･････････････････ 228
吸入 β_2 刺激薬（妊婦） ････････････ 66
吸入 β_2 刺激薬（授乳婦） ･･･････ 190
吸入ステロイド薬（妊婦） ･･････66, 70
吸入ステロイド薬（授乳婦） ･･････ 190
局所麻酔 ･･･････････････････ 236

く

薬の母乳への移行に影響する因子
　･･･････････････････････ 139
クラリスロマイシン（妊婦） ･････36, 37
クラリスロマイシン（授乳婦）
　･･･････････････ 161, 162, 165
クロベタゾールプロピオン酸エステル
　（妊婦） ･･･････････････ 101, 102
クロベタゾールプロピオン酸エステル
　（授乳婦） ･････････････････ 224
クロルフェニラミンマレイン酸塩 ･･･ 55

け

ケースコントロール研究 ･･･････ 21
下剤 ･････････････････････ 74
月齢 ･････････････････････ 143
解熱消炎鎮痛薬（妊婦） ･･･････ 28
解熱消炎鎮痛薬（授乳婦） ･･･････ 155
研究デザイン ･･････････････ 20
健康サポート薬局 ･･･････････ 107

こ

抗アレルギー薬（妊婦） ････50, 55, 124
抗アレルギー薬（授乳婦） ････ 178, 240
抗ウイルス薬（妊婦） ･･･････････ 42
抗ウイルス薬（授乳婦） ･･･････ 169
抗うつ薬（妊婦） ･･･････････ 82
抗うつ薬（授乳婦） ･･･････････ 207
抗菌薬（授乳婦） ･･･････････ 242
抗生物質（妊婦） ･･･････････ 34
抗生物質（授乳婦） ･･･････････ 160
抗ヒスタミン薬（妊婦） ･･･････ 55
抗ヒスタミン薬（授乳婦） ････ 180, 186

コデインリン酸塩（授乳婦） ･･････ 163
コホート研究 ･･････････････ 21

さ

催奇形性 ･･････････････････10, 12
催奇形性・胎児毒性のある薬 ･･････ 10
搾乳 ･････････････････････ 237
ザナミビル水和物（妊婦）
　･･･････････････････44, 45, 123
ザナミビル水和物（授乳婦）
　･･･････････････ 173, 175, 239
サルブタモール硫酸塩（妊婦）
　･･･････････････････････61, 69
サルブタモール硫酸塩（授乳婦）
　･･･････････････････ 192, 195
サルメテロールキシナホ酸塩（妊婦）
　･･･････････････････････61, 69
サルメテロールキシナホ酸塩（授乳婦）
　･･･････････････････ 193, 196
酸化マグネシウム（妊婦） ･･･････73, 78
産後うつ ･･････････････････ 208

し

ジクロフェナクナトリウム(授乳婦)･･･ 235
シタロプラム（妊婦） ･･･････････ 85
ジヒドロコデインリン酸塩（授乳婦）
　･･･････････････････････ 163
ジメモルファンリン酸塩（妊婦） ･･･ 40
授乳中の女性に対する薬の使用の原則
　･･･････････････････････ 136
授乳を中止する場合の母親へのケア
　･･･････････････････････ 146
脂溶性 ･････････････････ 140
消化器官用薬（妊婦） ･･･････････ 72
消化器官用薬（授乳婦） ･･･････ 198
症例集積研究 ･･････････････ 21
症例報告 ･････････････････ 21
審査報告書 ･･････････････ 19

す

水痘（妊婦） ····················· 112
水痘（授乳婦） ·················· 176
水痘ワクチン（妊婦） ············· 112
水痘ワクチン（授乳婦） ··········· 176
睡眠障害 ······················· 217
睡眠薬（妊婦） ···················· 91
睡眠薬（授乳婦） ················· 216
ステロイド外用剤（妊婦） ·········· 98
ステロイド外用剤（授乳婦）···222, 241
ステロイド点鼻剤（妊婦） ··········· 51

せ

生体利用率 ····················· 141
咳（妊婦） ······················· 160
接触性皮膚炎 ··················· 222
絶対過敏期 ························6
センノシドA・B（妊婦） ········76, 79
セフェム系 ······················· 36
セフカペンピボキシル塩酸塩水和物
　（妊婦） ···················35, 37
セフカペンピボキシル塩酸塩水和物
　（授乳婦） ···················· 164
セフジトレン（授乳婦） ··········· 162
セフジトレンピボキシル（妊婦）
　·······················36, 37
セフジトレンピボキシル（授乳婦）····165
セルトラリン塩酸塩（妊婦） ·····83, 86
セルトラリン塩酸塩（授乳婦） ····· 212
喘息（妊婦） ······················ 61
喘息（授乳婦） ··················· 188
喘息治療薬（妊婦） ················ 60
喘息治療薬（授乳婦） ············· 188

そ

相対過敏期 ························6
相対的乳児薬物摂取量 ··········· 144
ゾルピデム酒石酸塩（妊婦） ·····95, 96
ゾルピデム酒石酸塩（授乳婦）
　···················· 217, 219

た

胎児毒性 ····················· 10, 12
胎盤移行性 ····················· 7, 8
タバコ（妊婦） ············· 105, 128
タバコ（授乳婦） ·········· 229, 247
男性が服用する薬の影響 ·········· 10
蛋白結合率 ····················· 141

ち

チペピジンヒベンズ酸塩（授乳婦）
　··················· 163, 166
鎮咳去痰薬（妊婦） ··············· 39
鎮咳薬（妊婦） ···················· 34
鎮咳薬（授乳婦） ················· 160

つ

ツロブテロール（妊婦） ············· 67

て

低カルニチン血症 ················ 35
デキストロメトルファン臭化水素酸塩
　水和物（妊婦） ··············39, 40
デキストロメトルファン臭化水素酸塩
　水和物（授乳婦） ····· 161, 163, 166
テトラサイクリン（授乳婦） ······· 162
デュロキセチン塩酸塩（妊婦）···85, 87
デュロキセチン塩酸塩（授乳婦）··· 213
点眼剤（妊婦） ··················50, 54
点鼻剤（妊婦） ···················· 50
添付文書 ······················ 146

と

ドンペリドン（授乳婦）···199, 202, 205

な

生ワクチン（妊婦） ··············· 114
生ワクチン（授乳婦） ············· 238

に

ニコチン（授乳婦） ··············· 247

251

ニコチンパッチ（妊婦）・・・・・・・・・・ 107
ニコチンパッチ（授乳婦）・・・・・・・・ 231
ニューキノロン系（授乳婦）・・・・・・ 162
乳腺炎・・・・・・・・・・・・・・・・・・・・・・ 146
妊娠周期・・・・・・・・・・・・・・・・・・・・ 4, 5
妊娠性痒疹・・・・・・・・・・・・・・・・・・・ 59
妊娠中の生理学的変化による影響・・・・8

の
ノイラミニダーゼ阻害薬（妊婦）・・・・ 43

は
バラシクロビル塩酸塩（妊婦）・・・46, 47
バラシクロビル塩酸塩（授乳婦）
・・・・・・・・・・・・・・・・・・ 170, 174
バリウム（授乳婦）・・・・・・・・・・・・・ 246
バレニクリン塩酸塩（妊婦）・・・・・・・ 107
バレニクリン塩酸塩（授乳婦）・・・・・ 231
パロキセチン塩酸塩水和物（妊婦）
・・・・・・・・・・・・・・・・・・・・84, 86

パロキセチン塩酸塩水和物（授乳婦）
・・・・・・・・・・・・・・・・・・ 208, 212
半減期・・・・・・・・・・・・・・・・・・・・・ 141

ひ
ピコスルファートナトリウム水和物
（妊婦）・・・・・・・・・・・・・・・・73, 78
非ステロイド性消炎鎮痛薬・・・・・・・・ 32
ビダラビン（妊婦）・・・・・・・・・・・・46, 47
ビダラビン（授乳婦）・・・・・・・・ 172, 174

ふ
ファムシクロビル（妊婦）・・・・・・・・・・ 46
ファモチジン（妊婦）・・・・・・・・・・77, 79
ファモチジン（授乳婦）
・・・・・・・・・・・・・ 201, 203, 205
風疹（妊婦）・・・・・・・・・・・・・・・・・・ 112
風疹（授乳婦）・・・・・・・・・・・・・・・・ 238
風疹ワクチン（妊婦）・・・・・・・・・・・・ 112

風疹ワクチン（授乳婦）・・・・・・・・・・ 238
フェキソフェナジン塩酸塩（妊婦）
・・・・・・・・・・・・・・・・・・・・55, 56
フェキソフェナジン塩酸塩（授乳婦）
・・・・・・・・・・・・・ 178, 182, 240
プソイドエフェドリン（授乳婦）・・・ 181
ブデソニド（妊婦）・・・・・・・・・・・・・・ 66
ブデソニド（授乳婦）・・・・・・・・ 189, 191
不眠（妊婦）・・・・・・・・・・・・・・・・・・・ 91
フルチカゾンプロピオン酸エステル
（妊婦）・・・・・・・・・・・・・・・・61, 66
フルチカゾンプロピオン酸エステル
（授乳婦）・・・・・・・・・・・・・ 191, 195
フルニトラゼパム（妊婦）・・・・・・・・・ 96
フルボキサミンマレイン酸塩（妊婦）
・・・・・・・・・・・・・・・・・・・・85, 87
フルボキサミンマレイン酸塩（授乳婦）
・・・・・・・・・・・・・・・・・・・・・ 212
プレドニゾロン吉草酸エステル酢酸
エステル（妊婦）・・・・・・・・・ 99, 102
プレドニゾロン吉草酸エステル酢酸
エステル（授乳婦）・・・・・・・・・・・ 225
プロカテロール塩酸塩水和物（妊婦）
・・・・・・・・・・・・・・・・・・・・67, 68
プロカテロール塩酸塩水和物（授乳婦）
・・・・・・・・・・・・・・・・・・ 189, 192
ブロチゾラム（授乳婦）・・・・・・ 218, 219
分子量・・・・・・・・・・・・・・・・・・・・・ 140
分布容積・・・・・・・・・・・・・・・・・・・・ 142

へ
ベースラインリスク・・・・・・・・・・・・・・・9
ベタメタゾン吉草酸エステル（妊婦）
・・・・・・・・・・・・・・・・・・・・・ 102
ベタメタゾン吉草酸エステル（授乳婦）
・・・・・・・・・・・・・・・・・・・・・ 225
ベタメタゾン酪酸エステルプロピオン酸
エステル（妊婦）・・・・・・・・・・・・ 102
ベタメタゾン酪酸エステルプロピオン酸
エステル（授乳婦）・・・・・・・ 223, 225

ペラミビル水和物（妊婦）・・・・・46, 123
ペラミビル水和物（授乳婦）・・・・176, 239
ヘルペス（妊婦）・・・・・・・・・・・・・・・・・46
ベンゾジアゼピン（妊婦）・・・・・・・89, 92
便秘（妊婦）・・・・・・・・・・・・・・・・・・・・73
ベンラファキシン（妊婦）・・・・・・・・・・85

ほ

母乳育児のメリット・・・・・・・・・・・・132
母乳の神経学的効果・・・・・・・・・・・・135
母乳の免疫学的効果・・・・・・・・・・・・135
ホルモテロールフマル酸塩水和物
　（妊婦）・・・・・・・・・・・・・・・・・67, 69
ホルモテロールフマル酸塩水和物
　（授乳婦）・・・・・・・・・・・・・・193, 196

ま

マクロライド系（授乳婦）・・・・・・・・・162
麻疹（妊婦）・・・・・・・・・・・・・・・・・・・113
麻疹（授乳婦）・・・・・・・・・・・・・・・・・238
麻疹ワクチン（妊婦）・・・・・・・・・・・・113
麻疹ワクチン（授乳婦）・・・・・・・・・・238

み

ミルタザピン（妊婦）・・・・・・・・・・・・・87
ミルタザピン（授乳婦）・・・・・・・・・・213
ミルナシプラン（妊婦）・・・・・・・・・・・85

む

無作為化比較試験・・・・・・・・・・・・・・・20

め

メタアナリシス・・・・・・・・・・・・・・・・・20
メタボリックシンドロームの予防効果
　・・・・・・・・・・・・・・・・・・・・・・・・・135

メトクロプラミド（妊婦）・・・・・・・77, 79
メトクロプラミド（授乳婦）
　・・・・・・・・・・・・・・・・201, 203, 205
メフェナム酸（授乳婦）・・・・・・・・・・235

も

モメタゾンフランカルボン酸エステル
　水和物（妊婦）・・・・・・・・・・・・51, 58
モメタゾンフランカルボン酸エステル
　水和物（授乳婦）・・・・・・・・184, 185

よ

葉酸・・・・・・・・・・・・・・・・・・・・・11, 127
ヨード（妊婦）・・・・・・・・・・・・・・・・・122

ら

ラニナミビルオクタン酸エステル
　水和物（妊婦）・・・・・・・・44, 46, 123
ラニナミビルオクタン酸エステル
　水和物（授乳婦）・・・・175, 176, 239

れ

レバミピド（授乳婦）・・・201, 203, 205

ろ

ロキソプロフェンナトリウム水和物
　（妊婦）・・・・・・・・・・・・・30, 31, 120
ロキソプロフェンナトリウム水和物
　（授乳婦）・・・・・・・・・・・・・156, 157
ロラタジン（妊婦）・・・・・・・・・・・55, 57
ロラタジン（授乳婦）・・・181, 183, 240

わ

ワクチン（妊婦）・・・・・・・・・・・・・・・109
ワクチン（授乳婦）・・・・・・・・・114, 238

よくある不安や疑問に応える

妊娠・授乳と薬のガイドブック

定価　本体2,800円（税別）

2019年 5 月31日　発　　行
2019年 8 月10日　第 2 刷発行
2019年 9 月30日　第 3 刷発行
2019年12月20日　第 4 刷発行
2020年10月20日　第 5 刷発行
2021年 6 月20日　第 6 刷発行
2023年 8 月20日　第 7 刷発行

編　集　　愛知県薬剤師会 妊婦・授乳婦医薬品適正使用推進研究班
発行人　　武田 信
発行所　　株式会社 じほう

　　　　　101-8421　東京都千代田区神田猿楽町1-5-15（猿楽町SSビル）
　　　　　振替　00190-0-900481
　　　　　＜大阪支局＞
　　　　　541-0044　大阪市中央区伏見町2-1-1（三井住友銀行高麗橋ビル）
　　　　　お問い合わせ　https://www.jiho.co.jp/contact/

©2019　　　　　　　　組版　クニメディア(株)　　　印刷　音羽印刷(株)
Printed in Japan

本書の複写にかかる複製，上映，譲渡，公衆送信（送信可能化を含む）の各権利は
株式会社じほうが管理の委託を受けています。

JCOPY ＜出版者著作権管理機構 委託出版物＞
本書の無断複製は著作権法上での例外を除き禁じられています。
複製される場合は，そのつど事前に，出版者著作権管理機構（電話 03-5244-5088,
FAX 03-5244-5089, e-mail：info@jcopy.or.jp）の許諾を得てください。

万一落丁，乱丁の場合は，お取替えいたします。
ISBN 978-4-8407-5184-1